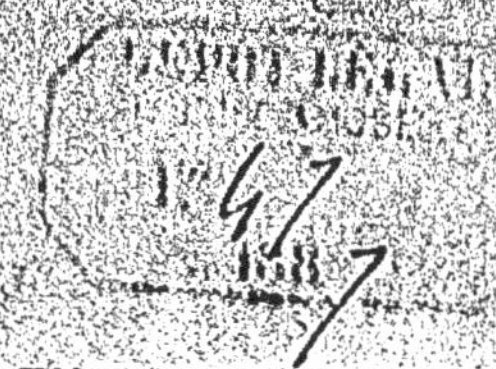

CONTRIBUTION

A L'ÉTUDE DE

LA TUBERCULOSE PULMONAIRE

CHEZ LES ALCOOLISÉS

PAR LE DOCTEUR

Paul BAUQUEL

ANCIEN INTERNE ET LAURÉAT DES HÔPITAUX DE NANCY (PRIX BÉNIT),
LAURÉAT DE LA FACULTÉ DE MÉDECINE

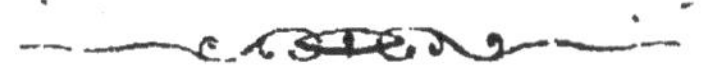

NANCY
IMPRIMERIE A. VOIRIN, RUE DE L'ATRIE, 23 BIS

1887

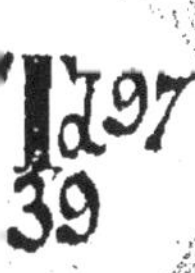

CONTRIBUTION

A L'ÉTUDE DE

LA TUBERCULOSE PULMONAIRE

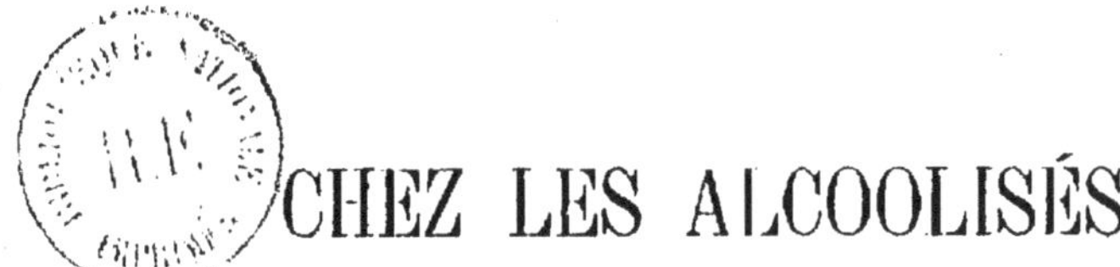

CHEZ LES ALCOOLISÉS

PAR LE DOCTEUR

Paul BAUQUEL

ANCIEN INTERNE ET LAURÉAT DES HÔPITAUX DE NANCY (PRIX BÉNIT),
LAURÉAT DE LA FACULTÉ DE MÉDECINE

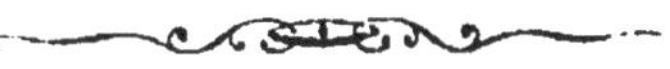

NANCY
IMPRIMERIE A. VOIRIN, RUE DE L'ATRIE, 23 BIS

1887

INTRODUCTION

Démontrer que l'alcoolisme joue un rôle important dans la production de la tuberculose pulmonaire, et décrire cette tuberculose alcoolique, tel est le but de notre travail. Il nous a été inspiré par notre vénéré maître, M. le professeur V. Parisot, qui, depuis de nombreuses années, dans ses savantes leçons cliniques, s'est constamment efforcé de mettre en relief la relation de causalité qui unit ces deux états pathologiques.

Mais puisque, depuis la découverte de Koch, la nature parasitaire de la phtisie pulmonaire a été mise en lumière, notre entreprise pourra paraître sinon surannée, du moins parfaitement inutile. Il en serait ainsi certainement, si le bacille avait été reconnu comme étant la cause directe, la cause déterminante de la tuberculose pulmonaire. Mais en réalité, il est démontré qu'il n'en est que la cause occasionnelle ; il lui faut pour se développer et pour agir, un terrain spécial, un terrain préparé par d'autres agents, et ces agents, il importe de les connaitre, de les déterminer. Malgré les bacilles , l'étiologie de la tuberculose pulmonaire subsiste donc tout entière, avec ses difficultés et ses boscurités.

Bien pénétré de son importance, nous avons profité des cas nombreux de tuberculose, qu'il nous a été donné d'observer pendant notre année d'internat dans le service de M. le professeur Parisot, pour recueillir tous les renseignements ayant trait à cette question. Chez tous nos tuberculeux, nous avons cherché à connaître le genre de vie, la nature du travail, les habitudes au point de vue du régime ; et dans la presque totalité des cas, 40 fois sur 45 observations, deux influences sont intervenues ou réunies ou séparées : l'internement et l'alcoolisme.

Nous n'apprendrons certainement rien de nouveau, en disant que l'internement joue un grand rôle dans le développement de la phtisie pulmonaire, car depuis fort longtemps, tous les cliniciens qui ont étudié cette maladie, sont d'accord sur cette question, et déjà en 1856, Mac Cormac (1) donnait cette loi que « partout où l'air habituellement respiré, a déjà été respiré en tout ou en partie, là se trouve la tuberculisation, et que partout où l'air habituellement respiré, ne l'a pas été déjà, la tuberculisation est impossible, et la scrofule inconnue ».

Au contraire, le rôle de l'alcoolisme nous a paru moins nettement établi. Actuellement, il est vrai, presque tous les auteurs admettent que les excès de boisson longtemps continués, peuvent donner naissance à la tuberculose ; mais la plupart se contentent de signaler le fait très brièvement sans indiquer sa fréquence, et surtout sans preuves à l'appui. Aussi, à peine avons-nous trouvé dans

---

(1) Mac Cormac. — *On the nature, treatment and prevention of pulmonary consumption.* London, 1855.

la science quelques observations ayant rapport à cette question.

Or, chez 8 tuberculeux sur 45 qui ont été observés par nous, pendant notre année d'internat, l'alcoolisme seul peut et doit être incriminé comme cause déterminante de l'affection.

Dans ces derniers temps, nous avons encore recueilli, dans les différents services de l'hôpital, douze observations dans lesquelles cette influence de l'alcoolisme est bien démontrée.

C'est donc sur ces vingt observations qu'est basé notre travail.

Notre but, en entreprenant cette étude, est surtout de signaler l'importance de l'alcoolisme comme cause directe de la tuberculose pulmonaire.

Que M. le professeur V. Parisot, qui nous a inspiré ce travail, daigne recevoir ici l'expression de notre profonde gratitude, pour ses précieux conseils et la bienveillance qu'il nous a toujours témoignée pendant nos études médicales.

M. le professeur Heydenreich, qui nous a fait l'honneur d'accepter la présidence de notre thèse; M. le professeur agrégé Rohmer, qui n'a cessé de nous porter le plus vif intérêt pendant notre année d'internat au service d'ophthalmologie, voudront bien, nous l'espérons, agréer l'hommage de notre vive reconnaissance.

DIVISIONS

Notre travail comprend deux parties bien distinctes :

Dans la première, nous commencerons par rappeler l'historique de la question, et les opinions des différents auteurs qui l'ont discutée. Nous donnerons ensuite les vingt observations que nous avons pu recueillir depuis deux ans, avec les commentaires qu'elles comportent. Alors, nous nous appuierons sur ces observations pour démontrer que l'alcoolisme est réellement une cause déterminante de la tuberculose pulmonaire, nous réfuterons l'opinion contraire, et enfin nous ferons, toujours d'après nos observations, une étude complète de cette tuberculose alcoolique, en signalant les particularités qui la distinguent des autres formes de la phtisie, et en comparant les résultats que nous avons obtenus, avec ceux qui sont indiqués par nos prédécesseurs.

Cette partie, comme on peut déjà s'en rendre compte par cette analyse succincte, sera essentiellement pratique.

La seconde partie de notre travail sera plutôt théorique ; elle sera consacrée à l'exposition des différentes hypothèses qui peuvent expliquer l'action de l'alcoolisme dans la production de la tuberculose, ou en un mot à la pathogénie de la tuberculose alcoolique.

Après avoir rappelé dans un chapitre préliminaire les transformations que subit l'alcool dans l'économie, et les modifications qu'il détermine dans les différents appareils de l'organisme, nous serons à même d'aborder le sujet lui-même. Nous passerons successivement en revue les explications qui sont proposées pour rendre compte de cette action, nous les discuterons, et pour terminer nous donnerons celle qui nous paraît le plus vraisemblable.

Viendront ensuite nos conclusions : en quelques lignes nous donnerons un résumé complet de notre travail.

Enfin nous terminerons par un index bibliographique. Ceux qui après nous feront des recherches sur ce sujet, trouveront là des indications que nous eussions été bien heureux pour notre part de rencontrer réunies.

PREMIÈRE PARTIE

HISTORIQUE

C'est en l'année 1721 que nous trouvons les premiers documents relatifs à l'influence de l'alcoolisme sur le développement de la tuberculose pulmonaire.

« L'acrimonie spiritueuse des boissons, dit Boerhaave (1), détermine une irritation prompte, de là des débilités, des leucophlegmasies et autres maux semblables. »

Quarante ans plus tard, Lieutaud (2) émet la même opinion, et dit en propres termes : « La phtisie pulmonaire est occasionnée par l'usage immodéré des vins et des liqueurs ».

Nous arrivons ensuite jusqu'à 1830, sans que dans les traités ayant rapport à la phtisie pulmonaire, il soit fait mention de l'alcoolisme, au chapitre de l'étiologie.

« Ces causes (les excès alcooliques), dit Paravoine (3), préparent l'organisme aux tubercules, par la débilité croissante et consécutive qu'elles déterminent. Elles sont d'autant plus puissantes, qu'elles agissent sur des organes plus nécessaires à

---

(1) Boerhaave. — *Institut médical*, 1721.
(2) Lieutaud. — *Précis de médecine pratique*, 1767.
(3) Paravoine. — *Propositions sur les tubercules* 1830.

la parfaite élaboration des fluides nutritifs (les poumons par exemple) ».

Ainsi, Paravoine ne se contente pas de signaler le fait : il l'explique ; pour lui c'est la débilité consécutive aux excès alcooliques qui engendre le tubercule.

Vient ensuite Broussais (1), avec l'histoire des phlegmasies chroniques. Lui aussi mentionne l'alcoolisme au nombre des causes de la tuberculose pulmonaire : comme Paravoine, il émet une hypothèse pour rendre compte de l'action de l'alcool, mais son explication diffère de celle donnée par ce dernier ; pour Broussais, ce n'est pas la débilité, mais l'irritation des poumons produite par l'alcool, qui donne naissance à la tuberculose, c'est-à-dire que d'après sa théorie, le tubercule étant l'effet de l'irritation, il fait rentrer le cas particulier dans le cadre général.

Ainsi. avant 1850, on admettait généralement que l'alcoolisme pouvait donner naissance à la tuberculose pulmonaire, mais cette cause paraissait si peu importante, que dans les ouvrages de Grisolle (2), de Lebert (3), de Valleix (4), elle n'est même pas mentionnée. Ces auteurs font simplement remarquer que les excès de toute nature prédisposent à la tuberculose, sans parler spécialement de l'alcoolisme.

Encore, pour plusieurs auteurs, cette influence paraissait douteuse. Tel est Michel Lévy (5) qui, dans son *Traité d'hygiène* s'exprime ainsi : « L'action directe de l'alcool sur le tissu pulmonaire, intervient-elle dans l'étiologie des phlegmasies et des tuberculisations dont il est le siège ? Rien de précis à cet égard. Les ivrognes comme les aliénés, sont exposés à des inflammations du poumon et de la plèvre, parce qu'ils bravent les vicissitudes de l'air et sentent moins les effets du froid. »

Tel est encore Becquerel (6) : « Les maladies que l'on attribue

(1) Broussais. — *Histoires des phlegmasies chroniques*, 1838.
(2) Grisolle. — *Traité de pathologie interne*, 1844.
(3) Lebert. — *Traité des maladies scroful. et canc.*, 1849.
(4) Valleix. — *Guide du médecin praticien*, 1845.
(5) Michel Lévy. — *Traité d'hygiène publique et privée*, p. 183, 1845.
(6) Becquerel. — *Traité élémentaire d'hygiène*, p. 470, 1851.

généralement à l'ivrognerie sont les suivantes : 1° Les affections tuberculeuses et en particulier la phtisie pulmonaire ; 2°..... Si l'ivrognerie ne détermine pas positivement ces maladies, elle exerce au moins une grande influence sur leur production. »

Baumès (1) est plus affirmatif que les auteurs précédents : il admet que les diathèses peuvent naître dans le fœtus renfermé dans le sein de la mère, sous l'influence de mauvaises conditions hygiéniques, l'ivrognerie entre autres, auxquelles celle-ci se trouve soumise.

Mais jusqu'alors, personne n'avait nié catégoriquement que l'alcoolisme pût donner naissance à la tuberculose pulmonaire. Un médecin Suédois, Magnus Huss (2), fut le premier en 1852, qui osa battre en brèche cette opinion admise jusqu'alors par tous les auteurs. Dans son traité sur l'alcoolisme, il décrit avec grand soin toutes les lésions organiques, que l'absorption des liqueurs fortes produit dans les différents appareils, et il cite à l'appui un grand nombre d'observations, qu'il a recueillies pour la plupart, chez les pêcheurs Suédois, presque tous grands consommateurs d'eau-de-vie : or, non-seulement il n'admet pas que la tuberculose pulmonaire puisse être la conséquence des excès alcooliques, mais il avance cette opinion singulière, que les spiritueux exercent une influence prophylactique contre la phtisie, et, comme conséquence, qu'ils doivent être largement administrés aux sujets prédisposés à cette affection, et qu'ils sont même très avantageux dans les périodes avancées de la maladie. Et comme preuve à l'appui, il donne ce fait, que chez les ivrognes, il a rencontré assez fréquemment des indurations du poumon, consécutives à un état de phlegmasie chronique ; or, pour Magnus Huss, ces indurations étant des tubercules desséchés, l'alcool à haute dose provoque la guérison de la phtisie.

Nous démontrerons plus loin l'erreur du médecin suédois, mais nous croyons utile de faire déjà remarquer que les faits

(1) Baumès. — *Précis historique et pratique sur les diathèses*, 1852.
(2) Magnus Huss. — *Alcoolismus chronicus.* Stockolm, 1852.

observés par Magnus Huss, sont trop peu nombreux pour qu'ils puissent servir de fondement à une opinion aussi catégoriquement formulée. D'ailleurs, de ce que les tubercules n'ont pas continué leur évolution, cela ne prouve nullement que ce soit l'alcoolisme qui ait arrêté leur développement.

A peu près à la même époque, le Docteur Bell (1) de New-York, faisait de nombreuses recherches sur la même question. Dans un travail intéressant où sont scrutés avec soin les effets de l'usage des liqueurs fortes, sur le développement de la diathèse tuberculeuse, il arrive aux conclusions suivantes, qui sont résumées dans l'article alcoolisme du Dictionnaire encyclopédique (Lancereaux) :

1° L'opinion que les liqueurs alcooliques ont une influence marquée, lorsqu'il s'agit de prévenir les dépôts tuberculeux, ne repose sur aucun fondement solide.

2° Au contraire, l'usage de ces liqueurs prédispose plutôt aux affections tuberculeuses.

3° Toutes les fois que la tuberculose existe, l'alcool ne modifie en rien sa marche.

4° Dans aucune période de la maladie, il ne modère notablement les effets morbides des tubercules sur l'économie.

Quelques mois après, un auteur américain, le Dr N. S. Dawis (2), publiait l'analyse de 210 cas de phtisie pulmonaire : 68 fois, il y avait eu un usage presque journalier de quelques-unes des variétés de boissons alcooliques, de 1 à 22 ans avant l'apparition de la tuberculose ; 91 fois, l'usage de ces boissons n'avait eu lieu qu'autant que l'occasion s'en était présentée ; enfin 31 fois, l'abstention avait été complète.

De cette statistique, il résulte d'une façon évidente, que l'abus des boissons spiritueuses a favorisé la production de la tuberculose ; en outre, si l'on se reporte à l'âge et aux antécédents des 210 individus observés, on verra que les 68 alcoolisés sont tous des gens sans antécédents héréditaires et ayant dépassé l'âge auquel se manifeste ordinairement la phtisie.

---

(1) Bell. — *Americ. Journ. of. the Méd. Science*, 2e Série, t. 38, p. 407-1860.

(2) Dawis. — *Transact. of. Améric. Méd. assoc.*, vol. XIII, p. 505.

Ces différentes publications, parues en Allemagne et en Amérique, eurent l'avantage d'attirer l'attention des médecins français sur cette importante question ; et pendant une période de 4 ans, de 1860 à 1864, elle fit l'objet de plusieurs articles intéressants.

Le Dr Kranz (1) de Liège, non seulement reconnait que l'alcoolisme doit être rangé parmi les causes de la diathèse tuberculeuse, mais il assigne à cette diathèse une certaine forme : selon lui, la phtisie des buveurs est une phtisie galopante.

Cette forme particulière apparait à la période moyenne de la vie, 40 ans chez les ivrognes. Sa marche est rapide : des râles secs et disséminés, puis humides et étendus, sont perçus ; l'entrée de l'air éprouve comme des interruptions subites, phénomène d'une très grande valeur au début. Bientôt la fièvre s'allume, le sommeil se perd, la toux devient de plus en plus fatigante, avec expectoration muqueuse puis purulente. Les craquements, le gargouillement, le souffle amphorique, se succèdent : la dyspnée augmente, puis des sueurs abondantes, et la mort arrive rapidement. L'auteur rapporte ensuite deux faits observés, l'un à la Charité, et l'autre en ville : le premier chez une espèce d'hercule employé aux déménagements, qui succomba en un mois ; l'autre chez un sellier qui resta un peu plus longtemps.

L'auteur propose de donner à cette variété, le nom de *phtisie disséminée aiguë*.

Il émet deux hypothèses pour expliquer l'action de l'alcool. 1° L'irritation que produit cette substance par son passage dans le poumon, serait la cause de la formation tuberculeuse; ou, 2° un exsudat spécial a pu, sous l'influence de l'alcool, se former dans le poumon et par dégénérescence engendrer le tubercule.

Cette première communication provoque bientôt dans le même journal un second article ayant rapport à la même question. Il émane d'un praticien du Hâvre, le Dr Launay (2). Pour lui, l'alcool joue aussi un rôle très important dans la production du

---

(1) Kranz. — De la phtisie chez les buveurs. *Gaz des Hôpitaux*, 1862.
(1) Dr Launay. — *Union médicale*, 1862, 2e série, t. XIV, p. 337.

tubercule. Mais cette influence ne se fait pas seulement sentir après l'âge de 40 ans, comme l'avait dit Kranz : elle peut se produire bien plus tôt. « D'assez nombreuses observations, dit-il, me portent à croire, que dans nos contrées du moins, cette limite d'âge n'existe pas. Dernièrement encore, je viens de voir cette affection emporter en quelques semaines, deux individus, l'un de 27 ans, d'une constitution athlétique, l'autre de 22 ans, d'une force au-dessus de la moyenne, tous les deux nés de parents vigoureux encore vivants, ayant des frères et des sœurs en bonne santé ».

Il ne pense pas non plus que la marche de l'affection soit aussi rapide que le prétend le Dr Kranz ; car il déclare avoir observé assez fréquemment la phtisie avec tout son cortège chez des buveurs, mais avec une marche ordinaire : la maladie parcourait ses phases dans un espace de temps plus ou moins long, suivant que l'individu continuait ses excès, ou les avait cessés à une période plus ou moins avancée. Les *accidents du côté du larynx* accompagnaient, presque sans exception, les accidents pulmonaires. L'auteur est porté à croire qu'au début l'affection peut s'arrêter dans sa marche, si le malade revient à la sobriété, s'il se soumet aux règles de l'hygiène et à un traitement convenable. Enfin il émet l'opinion que les buveurs d'alcool ou mieux d'eau-de-vie et non de vin, sont seuls exposés à contracter la phtisie en question. Cette affection, en effet, était inconnue dans les pays vignobles où cependant les ivrognes ne manquent pas, avant l'invasion des produits de toutes couleurs, que la distillation jointe à un mercantisme effréné et sans pudeur jette, au grand dommage de l'hygiène, dans la consommation non seulement de la classe ouvrière, mais encore des classes aisées.

Il résume son travail de la façon suivante : « Nous pensons donc, d'après ce qui précède, que les excès alcooliques peuvent causer le développement de la phtisie à marche lente, aussi bien que celui de la phtisie galopante. »

Mais deux ans plus tard, en 1864, s'élèvent en France deux contradicteurs, Leudet et Tripier.

Leudet (1), dans une communication au Congrès de Lyon, 1864, conclut de son observation personnelle : 1° Que la phtisie pulmonaire est moins fréquente chez les ivrognes de profession que chez les sujets sobres. Sur 121 alcoolisés, Leudet n'a trouvé que 20 tuberculeux, et ces 20 individus étaient les seuls qui fussent ivrognes sur un total de 600 phtisiques. 2° La marche de la maladie est plus lente chez les alcoolisés que chez les personnes tempérantes. Chez les premiers, en effet, la durée totale de la maladie a été comprise entre un an et trois ans, et il n'y a pas eu un seul cas à marche aiguë. D'après lui, l'alcool, aliment respiratoire, ralentissant le mouvement de dénutrition, exercerait une action favorable à la conservation des forces et modérerait la marche de la phtisie.

De son côté, le Dr Tripier (2), dans le courant de la même année, publiait un article intitulé : « De l'eau-de-vie dans la phtisie. »

Dans cet article, il recommande l'emploi de l'eau-de-vie, pour mettre un terme aux vomissements des phtisiques, qui parfois impriment à l'affection une marche si rapide, et, comme preuve, il cite plusieurs observations qui paraissent très concluantes. Non seulement les vomissements sont arrêtés, mais sous l'influence du régime alcoolique, il se produit dans l'état général du malade une amélioration considérable.

Mais si l'eau-de-vie est utile contre les vomissements, ne risque-t-on pas, par cette médication, d'aggraver l'état général du malade ? C'est la question que Tripier cherche à résoudre. « Les recherches que j'ai faites à ce sujet dans les auteurs, dit-il, sont peu encourageantes ; tous ceux que j'ai consultés, proscrivent les alcooliques dans la phtisie. Cependant aucun n'en donne une bonne raison. » Et, après avoir montré que les tuberculeux ne supportent pas facilement le vin rouge, le Dr Tripier démontre que l'eau-de-vie ne présente pas les

---

(1) Leudet. — Communication au Congrès de Lyon. *Gaz. méd. de Lyon*, n° 19, p. 452, 1864.

(2) Tripier. — De l'eau-de-vie dans la phtisie. *Bulletin de Thérapeutique*, t. 67, p. 27.

mêmes inconvénients, lesquels doivent être vraisemblablement attribués, ou à la proportion notable de tannin qu'il renferme, ou plutôt à son acidité.

En interrogeant ses souvenirs et ceux de ses amis, l'auteur n'a pas trouvé d'ivrognes phtisiques ; tandis qu'il a vu des phtisiques ivrognes ou simplement buveurs d'alcool, parcourir les phases de leur maladie avec une lenteur telle que celui qui ne les a pas auscultés, se demande parfois s'il n'y a pas eu au début une erreur de diagnostic. Enfin les résultats peu nombreux, mais parfaitement nets qu'il a obtenus, paraissent de nature à faire cesser les hésitations de la circonspection la plus ombrageuse.

Peu de jours après la communication à l'Académie des sciences de la note qui précède, parut dans un journal allemand, un article du Dr Joseph Kempf (1) de Hurtzt, sur le traitement de la tuberculose pulmonaire par l'alcool. Dans cette publication, l'utilité du régime alcoolique ayant été d'abord établie empiriquement, est expliquée par des vues théoriques sur la désoxydation du sang.

L'auteur rapporte l'observation d'un de ses amis médecin de marine, qui, arrivé à la dernière période de la phtisie, obtint cependant sa guérison, par l'absorption de doses assez fortes de rhum, mode de traitement qui lui avait été suggéré par cette réflexion que, parmi les matelots anglais qui consomment du rhum en grande quantité, aucun, malgré les fatigues et l'influence fâcheuse de la mer, n'était devenu tuberculeux ; il ajoute une deuxième observation analogue à la première.

« La relation qui existe dans ces cas entre la condition morbide et le résultat thérapeutique, conclut le Dr Kempf, nous paraît d'ailleurs pouvoir être comprise, et je n'hésite pas à voir dans l'introduction de l'alcool dans le sang, le seul moyen de guérison de la phtisie au premier degré et au début du second.

D'après Rokitansky et Engel, la dyscrasie tuberculeuse dépend de la crase fibrineuse du sang ; je me représente les

(1) KEMPF. — *Wiener medicinische Zeitung*, 26 janvier 1864.

tubercules comme de la fibrine coagulée; comme le principe prédominant de la fibrine est l'oxygène, on est en droit d'admettre que le sang, dans lequel l'oxygène prédomine sur le carbone, est dans une condition spéciale favorable à la formation des tubercules pulmonaires. »

A partir de 1864, la question de l'influence de l'alcoolisme sur le développement de la tuberculose fut très peu discutée. Presque tous les auteurs qui eurent à s'occuper de l'une ou de l'autre affection, regardèrent, il est vrai, cette influence comme démontrée, et la mentionnèrent, mais sans apporter de nouvelles preuves à l'appui.

Seul, le Dr Lancereaux (1), dans l'article « Alcoolisme » du Dictionnaire encyclopédique des sciences médicales, discute assez longuement les rapports de la tuberculose et de l'alcoolisme ; en outre, en se basant sur des faits cliniques, le premier, il signale la fréquence de la cirrhose atrophique chez les ivrognes devenus tuberculeux. Aussi, pour montrer quels sont les progrès qu'il a fait faire à la question, nous ne pouvons mieux faire que de rapporter ici la partie principale de son article : « L'abus des liqueurs spiritueuses contribue puissamment au développement de l'altération décrite sous le nom de phtisie granuleuse, si toutefois il ne l'engendre pas complètement, au moins dans un certain nombre de cas. Cette relation peut être établie d'après les résultats suivants, qui ressortent de l'analyse de quinze observations à nous personnelles ». Vient ensuite cette analyse : Les individus affectés étaient des hommes robustes, âgés de 30 à 50 ans, adonnés à des travaux rudes, faisant tous abus de liqueurs fortes et n'ayant dans leur famille aucun antécédent tuberculeux.

Il décrit ensuite la marche de la maladie : au début, dyspnée légère, croissant peu à peu ; respiration interrompue, rude, saccadée, au sommet surtout ; râles disséminés, d'abord rares, et ensuite plus nombreux et humides. D'abord peu abondante et muqueuse, l'expectoration, plus tard, est devenue purulente :

---

(1) Lancereaux. — Article « Alcoolisme », Dictionnaire Dechambre.

enfin tous les symptômes ordinaires de la phtisie pulmonaire.

« Quant à la marche, ajoute-t-il, elle est tantôt rapide, et cette affection peut être désignée sous le nom de phtisie galopante ; tantôt lente, et elle n'a pas encore la durée de la phtisie ordinaire. Elle ne met jamais beaucoup plus de six mois à accomplir toutes ses phases. La lésion anatomique qui la caractérise consiste dans la présence de granulations miliaires, quelquefois lenticulaires ou pisiformes, assez également disséminées au sein du parenchyme pulmonaire, congestionné, ramolli, souvent altéré et parsemé de points noirâtres pigmentaires. S'il existe des excavations, elles sont *rares*, *petites*, et occupent de préférence les sommets. Des lésions telles qu'une gastrite chronique ou une cirrhose hépatique, accompagnent fréquemment cette modification pulmonaire plus spéciale, comme nous l'avons dit, aux buveurs robustes et accoutumés à des travaux pénibles ».

En somme, ce qui résulte du travail de M. Lancereaux, c'est que la forme habituelle de la tuberculose engendrée par l'alcoolisme est une forme spéciale, la granulation, et que très rarement ces granulations arrivent à produire de vastes ulcérations ou des cavernes.

MM. Hérard et Cornil (1), dans leur étude sur la tuberculose, combattent l'opinion de M. Leudet, signalée plus haut. « Les faits qu'il nous a été donné d'observer, disent-ils, ne nous permettent pas de nous ranger complètement à la manière de voir du savant professeur de Rouen, qui paraît être également celle de Magnus Huss. Nous avons recueilli l'histoire d'un certain nombre de phtisiques qui, très manifestement, avaient vu leur maladie débuter après l'usage immodéré des boissons alcooliques. Chez plusieurs d'entre eux, la marche de la maladie a été rapide, comme dans le cas du Dr Kranz. Nous croyons donc que la solution définitive de cette question réclame encore de nouvelles recherches. Les occasions, malheureusement, ne manqueront pas aux observateurs qui voudront poursuivre cette étude. »

(1) Hérard et Cornil. — *De la phtisie pulmonaire*, p. 641, 1867.

Le Dr Jaccoud (1), dans son *Traité de pathologie interne*, ne fait que citer les opinions de Magnus Huss et de Bell, et se borne à indiquer que souvent, chez les buveurs, la phtisie revêt la forme galopante.

Enfin, M. Peter (2), dans sa *Clinique médicale*, consacre à la question un chapitre très original, dont nous croyons utile de reproduire quelques passages.

« L'alcoolisme produit-il la tuberculose ? Oui et non, vous sera-t-il répondu. Cela dépend des cas. Que le vigneron de Bourgogne, par exemple, boive beaucoup, se grise même assez volontiers de son bon vin, il ne deviendra pas pour cela tuberculeux, parce qu'il vit en plein air et d'une existence active. Mais, pour l'ouvrier des villes, qui reste enfermé tout le jour, et s'enivre de breuvages détestables dans d'infectes tabagies, il n'en est plus ainsi ; vous le voyez se tuberculiser, sous l'influence non pas de l'alcool, mais de l'alcoolisme. » Ici, l'auteur appelle l'attention sur la distinction qu'il établit entre ces deux mots.

Voici ses conclusions : « Vous voyez qu'il n'y a pas à discuter si l'alcoolisme peut ou non produire la phtisie. Oui, l'alcoolisme est une cause de phtisie, mais dans certaines conditions. Il faut donc multiplier sans cesse les données du problème, au lieu de les scinder, comme le font certains esprits simplistes. Magnus Huss vous dira, par exemple, que l'alcoolisme ne cause pas la phtisie, parce qu'il observe des pêcheurs qui vivent au grand air et d'une vie active. Les médecins de Londres vous affirment, au contraire, que l'alcool conduit à la tuberculisation, parce que les ouvriers londoniens, sujets de leurs observations, passent leurs journées à s'enivrer lugubrement dans les tavernes fumeuses de la cité. »

Et pour confirmer ses conclusions, M. Peter donne plusieurs observations d'individus robustes, mais alcoolisés et ayant succombé à la tuberculose pulmonaire.

---

(1) Jaccoud. — *Traité de pathologie interne*, t. III.
(2) Peter. — *Clinique médicale*, t. II, p. 90.

Nous devons faire remarquer que M. Peter, dans le passage que nous avons cité, considère l'alcoolisme, non pas comme cause déterminante de la tuberculose pulmonaire, mais simplement comme cause adjuvante, opinion qui diffère en cela de celles de la plupart des auteurs que nous venons de nommer.

Enfin, pour compléter ce chapitre, il nous reste à mentionner trois thèses de doctorat, qui ont été soutenues à Paris. La première en date est celle du Dr Longeaud (1) (1877) ; il se propose d'étudier l'influence de l'alcoolisme sur la tuberculose, spécialement chez les aliénés ; il donne très peu d'observations personnelles et toutes se rapportent à des aliénés, ce qui complique la question.

L'année suivante (1878), le Dr Garaudeaux (2) traite dans sa thèse inaugurale, la question de la tuberculose chez les buveurs et de ses rapports avec la cirrhose. Elève de Lancereaux, il base son travail sur 20 observations qui lui ont été données par son maître, et dont la plupart sont publiées dans le traité d'anatomie pathologique de ce dernier ; il arrive aux conclusions qui ont été énoncées dans l'article « Alcoolisme » du Dictionnaire encyclopédique.

Enfin, la même année, M. Pellerin (3) a étudié la tuberculose secondaire à quelques états pathologiques. Il admet l'influence de l'alcoolisme sur la production de la tuberculose, et il émet différentes hypothèses pour rendre compte de cette action. « Est-ce, dit-il, grâce à un affaiblissement général ; est-ce en faisant subir aux viscères une modification particulière, une sclérose qui les rend plus propres à engendrer le tubercule, parce que l'alcool joue le rôle d'irritant par rapport aux parois vasculaires, siège habituel de la granulation tuberculeuse ? Nous l'ignorons, mais le fait existe ».

En résumé, ce qui ressort de cet aperçu historique, c'est que la question des rapports de l'alcoolisme et de la tuberculose, a été jusqu'alors étudiée très superficiellement. Très peu d'au-

(1) Dr Longeaud. — Thèse de Paris, 1877.
(2) Dr Garaudeaux. — Thèse de Paris, 1878.
(3) Pellerin. — Thèse de Paris, 1878.

teurs, il est vrai, nient l'influence des excès de boisson sur la production de la phtisie pulmonaire, mais par le plus grand nombre, cette influence est admise a priori, sans garantie aucune. Deux ou trois cliniciens seulement ont donné quelques observations bien positives et bien démontrées comme preuves à l'appui. Aussi, quoique l'accord existe généralement sur le point principal, les avis sont différents sur les questions secondaires. Ainsi les uns (Kranz de Liège), admettent que la tuberculose des buveurs, prend toujours la forme galopante, tandis que d'autres (Launay), plus éclectiques, tout en indiquant que cette forme existe dans certains cas, reconnaissent que chez le plus grand nombre, la maladie suit sa marche ordinaire. Ceux-ci prétendent que les sujets atteints ont ordinairement plus de quarante ans, tandis que pour ceux-là, cette règle comporte beaucoup d'exceptions.

Les uns (Lancereaux) ont observé dans la majorité des cas la forme granuleuse, tandis que les autres ne font aucune distinction. Enfin quelques-uns (Launay), donnent les accidents du côté du larynx comme très fréquents chez les ivrognes qui sont devenus phtisiques, tandis que les autres n'en font pas mention.

La solution définitive de cette question, avec tous les points secondaires qu'elle comporte, durée, forme de la maladie, âge du malade, etc., réclame donc encore de nouvelles recherches. C'est ce qui nous a engagé à poursuivre cette étude, et à ajouter aux faits déjà connus, le faible contingent des observations que nous avons pu recueillir pendant ces deux dernières années.

OBSERVATIONS

Pour que la valeur de nos conclusions puisse être vérifiée, nous croyons qu'il est indispensable d'exposer d'abord les faits cliniques sur lesquels elles sont basées.

Nous donnerons donc en premier lieu les observations que nous avons nous-même recueillies : elles sont au nombre de vingt. Chaque observation sera suivie, s'il y a lieu, d'un paragraphe spécial, dans lequel nous ferons ressortir les particularités qui la distinguent.

Mais avant tout, nous devons indiquer quels sont les alcoolisés sur lesquels a porté notre choix. Car, pour qu'on puisse incriminer justement l'alcoolisme, pour qu'on puisse l'accuser, avec raison, de donner naissance à la diathèse tuberculeuse, on ne doit pas prendre indistinctement tous les ivrognes qui sont devenus phtisiques et les donner comme preuves à l'appui ; car alors une objection se présente tout naturellement pour contredire cette influence prétendue. Prenons, en effet, un jeune homme, né de parents tuberculeux, qui, après avoir fait de nombreux excès alcooliques, meurt à l'âge de 25 ans de phtisie pulmonaire. Le met-on au nombre des sujets devenus tuberculeux par l'alcoolisme ? Immédiatement on ne manquera pas de faire remarquer que la tuberculose héréditaire est très fréquente, et que, par conséquent, on ne peut attribuer à l'alcoolisme seul une influence qui, depuis longtemps déjà et à juste titre, est mise sur le compte de l'hérédité. Donne-t-on comme exemple un alcoolisé exerçant une profession sédentaire, un tailleur, un cordonnier? Immédiatement on répondra qu'on a vu bien des personnes d'une sobriété exemplaire devenir tuberculeuses par cette seule raison qu'elles vivaient dans un air confiné.

Pour qu'on ne puisse pas mettre en doute l'action réelle de l'alcoolisme dans la production de la diathèse tuberculeuse, il est donc absolument nécessaire qu'aucune autre influence, parmi celles qui sont citées au chapitre de l'étiologie de la phtisie pulmonaire, ne puisse être mise en cause. C'est pourquoi nous n'avons pas pris indistinctement comme sujets de nos observations tous les alcoolisés chez lesquels nous avons trouvé les symptômes de la tuberculose pulmonaire ; mais nous avons dû faire un triage sévère et n'admettre que les malades exempts de toute autre cause prédisposante. Et, d'ailleurs, pour que nos lecteurs puissent eux-mêmes faire cette vérification, nous avons eu soin, au début de chacune de nos observations, de noter exactement les antécédents héréditaires du malade, l'état de santé de ses parents, leur âge ou la date de la mort, et dans ce dernier cas, autant que possible, la maladie qui l'a entraînée; nous avons ensuite fait les mêmes questions sur la santé des frères et des sœurs.

Pour éliminer l'influence de la contagion qu'on pourrait faire intervenir, nous avons cherché à connaître si le malade s'était trouvé en contact prolongé avec une ou plusieurs personnes qu'on supposait atteintes de phtisie pulmonaire. Aux sujets mariés nous avons demandé si l'autre époux était bien portant.

La syphilis étant considérée généralement comme prédisposant à la tuberculose, nous avons mentionné dans chaque observation, l'existence ou l'absence de cette diathèse.

Viennent ensuite des renseignements très-importants sur la vie antérieure du malade, sur les différentes occupations auxquelles il s'est livré, le nombre d'heures de travail par jour, le degré de fatigue que ce travail pouvait comporter.

Enfin il importait beaucoup de connaître les conditions dans lesquelles s'est trouvé le malade au point de vue de l'alimentation, car il est avéré qu'une nourriture malsaine et insuffisante peut produire la tuberculose chez un ouvrier qui fournit une somme de travail considérable. Nous avons donc eu soin de donner ce renseignement dans chacune de nos observations.

Cette première partie de l'observation est pour ainsi dire négative, c'est-à-dire qu'elle passe en revue toutes les causes admises de tuberculose, en montrant qu'aucune d'entre elles n'existe chez le malade : mais encore une fois elle est nécessaire car elle permet au lecteur de vérifier par lui-même.

C'est alors seulement que nous abordons la question importante, celle des habitudes siléniques du malade. Nos données sont basées sur les renseignements qui nous sont fournis soit par le malade lui-même, ce qui arrive le plus fréquemment, soit par des personnes de son entourage, connaissant très bien son genre de vie ; mais, dans ce dernier cas, nous nous sommes toujours entourés de la plus grande circonspection et nous n'avons jamais admis que des affirmations nettes et précises. Bien des fois d'ailleurs, lorsque tout dénotait des excès alcooliques antérieurs, les malades ont refusé d'avouer leur funeste passion ; alors, comme il nous était impossible d'avoir à ce sujet une certitude absolue, nous avons été obligés de renoncer à donner leurs observations. C'est ce qui contribue à rendre assez rares les cas avérés de tuberculose chez les alcolisés, surtout chez les femmes, car très peu d'entre elles consentent à faire ce genre d'aveu, et, d'autre part, comme la femme adonnée à l'ivrognerie, s'enivre ordinairement seule, à l'insu de tout le monde, les personnes de son entourage ne peuvent donner sur son genre de vie que des renseignements incomplets et insuffisants.

Autant que possible, nous avons cherché à connaître la quantité de boissons absorbées chaque jour et la nature de ces boissons, ce qui nous permettra de discuter l'opinion des auteurs qui prétendent que les excès de vin et de bière seuls ne produisent pas la tuberculose.

Cette première partie de l'observation est certainement la plus importante pour le but que nous nous proposons dans ce travail.

Dans la seconde partie, nous donnons la description de la

maladie en elle-même ; après avoir rappelé le mode de début, les accidents survenus pendant la 1re période, nous arrivons à l'état actuel, c'est-à-dire à l'énumération des différents symptômes fonctionnels et physiques qui caractérisent l'affection, toux, expectoration, décubitus, points de côté, sueurs nocturnes, diarrhée, vomissements, état général, et enfin les phénomènes constatés à la percussion et à l'auscultation.

La marche de la maladie résulte de l'ensemble de l'observation ; elle dépend de la rapidité, plus ou moins grande, avec laquelle l'affection évolue.

Enfin, s'il y a lieu, nous avons complété, en décrivant les différentes lésions constatées à l'autopsie dans chacun des appareils.

Tel est le plan général, qui a été suivi dans dans toutes nos observations. Maintenant nous pouvons les présenter au lecteur car c'est ici que leur place est marquée.

OBSERVATION I

M... (Alfred), né à Nancy, âgé de 34 ans, voyageur de commerce, célibataire.

Entré le 17 décembre 1883. Mort le 10 mars 1884.

Le père du malade était d'une constitution robuste : il est mort à 74 ans d'une hémorrhagie cérébrale. La mère vit encore, elle est âgée de 70 ans, a eu plusieurs attaques de rhumatisme articulaire.

Le malade a eu 8 frères et sœurs dont 4 sont actuellement vivants, les autres sont morts de maladies aiguës.

Il n'a jamais été en contact prolongé avec des phtisiques.

Il n'a pas eu de manifestations scrofuleuses pendant sa jeunesse : ne présente pas d'accidents syphilitiques.

Depuis l'âge de 14 ans exerce la profession de voyageur de commerce ; a toujours vécu à l'air libre.

Ses excès de boissons datent également de l'âge de 14 ans : buvait régulièrement de l'eau-de-vie tous les jours en moyenne de 1/3 à 1/2 litre : bien des fois en a absorbé jusqu'à un litre.

Ne prenait pas de vin ; mais beaucoup de bière : il en buvait aussi à ses repas. Deux ou trois fois par semaine se trouvait en état d'ivresse.

Il a toujours été dans de bonnes conditions au point de vue de l'alimentation.

Doué d'une constitution robuste, il a été d'une bonne santé jusque il y a cinq ans, époque à laquelle il rejeta par la bouche une quantité de sang évaluée par lui à 1/2 litre ; ce sang était rouge et spumeux; les jours suivants, il remarqua plusieurs fois du sang dans ses crachats. A la suite de ces hémoptysies il a toussé pendant environ deux mois, puis cette toux disparut.

Depuis deux ans, il est pris de palpitations très-fortes et de céphalalgies fréquentes.

Il y a trois semaines son état a beaucoup empiré. Les palpitations sont devenues plus fréquentes. Il tousse, il éprouve de la gêne de respiration, surtout au moment où il fait un effort. La cephalalgie est permanente, localisée au niveau du front. Il accuse des troubles oculaires tantôt des points noirs, tantôt un brouillard épais qui empêche la vision. Il y a huit jours, le malade a perdu subitement connaissance au milieu de la rue; cela a duré pendant 5 ou 6 minutes. Vomissements pituiteux le matin depuis un an environ ; en outre depuis 3 semaines vomissements pendant la journée à la suite de quintes de toux.

Sommeil troublé par des cauchemars ; le malade voit des rats, des araignées.

Etat actuel 18 *décembre*. — La toux persiste ; elle est fréquente, quinteuse. Expectoration très-peu abondante formée de crachats blancs mousseux. Dyspnée même à l'état de repos, mais bien plus considérable au moment de la marche. Points de côté à gauche.

La voix n'est pas altérée. Pas de douleurs au niveau du larynx. La déglutition reste facile.

Poitrine bien conformée. A la percussion en avant sonorité normale et à peu près égale des deux côtés. Résistance sous le doigt plus grande à gauche.

En arrière, sonorité légèrement diminuée dans la fosse sus-épineuse gauche. A l'auscultation en avant, inspiration rude des deux côtés. Expiration très nettement prolongée à gauche, moins à droite. A gauche, l'expiration s'accompagne d'une sorte de roulement.

En arrière à droite, bruit vésiculaire à peu près normal dans toute l'étendue du poumon. A gauche, expiration prolongée dans les fosses sus et sous-épineuses. Quelques sibilances à la base.

Pointe du cœur en dedans du mamelon dans le 6e espace. Les palpitations persistent. Bruits du cœur normaux réguliers. Pas de souffle.

Pouls égal et régulier : 84 matin, 88 soir. T. 39°2, soir, 38°1 matin.

Céphalalgies persistent ainsi que les troubles oculaires.

Appétit presque nul. Le malade ne prend guère que du lait. Vomissements consécutifs aux quintes de toux. Selles régulières. Pas de diarrhée. Sueurs nocturnes depuis deux mois.

Urines abondantes claires. Ne contiennent pas de principes anormaux.

Faiblesse notable. Courbature générale. La pâleur du visage est habituelle, mais le malade maigrit beaucoup depuis 1 mois.

10 janvier. Craquements secs surtout au moment de la toux, en avant et en arrière au sommet gauche. Souffle bronchique dans la fosse sus-épineuse droite en arrière. Sueurs abondantes surtout à la tête. Expectoration visqueuse adhérente au vase formée d'un mucus clair, spumeux et de muco-pus mais en moindre quantité. Deux selles par jour non diarrhéiques.

13 février. L'affection marche très rapidement. Craquements humides au sommet gauche. Quelques craquements secs au sommet droit. L'amaigrissement est considérable.

21 février. Gros râles muqueux en avant à gauche, en arrière on perçoit un souffle cavitaire : râles muqueux également à la base gauche.

23 février. Vers 9 heures du matin, le malade a été pris tout à coup d'accès d'étouffement et de douleurs au niveau de la 4ᵉ côte en avant à gauche. En même temps, battements de cœur, pouls rapide, irrégulier; à l'auscultation on ne peut distinguer les bruits du cœur, à la percussion sonorité exagérée au niveau de la 4ᵉ côte mais on ne perçoit à ce niveau ni souffle ni tintement métallique mais seulement le bruit vésiculaire et des râles muqueux. A la suite d'une injection de morphine, les palpitations disparaissent et le pouls redevient régulier.

24 février. La douleur persiste ainsi que la dyspnée. Cependant le malade trouve son état légèrement amélioré.

5 mars. A gauche râles muqueux dans toute l'étendue en avant et en arrière, tandis qu'à droite ces râles n'existent qu'à la base en arrière. Dans les fosses sus et sous-épineuses, souffle tubaire. Respiration très fréquente. L'affaiblissement est extrême.

Le malade succombe le 10 mars.

Autopsie. — Adhérences pleurales très marquées surtout à gauche et au sommet. Il n'y a pas de pneumothorax.

A la coupe du poumon, on constate aux deux sommets la présence de tubercules à la 3ᵉ période. A gauche seulement on trouve quelques petites cavernules. Aux deux bases, tubercules récents.

Le cœur est légèrement hypertrophié surtout le ventricule gauche. Il n'y a pas de lésions valvulaires.

Le foie est un peu diminué de volume. Sa consistance est un peu plus grande qu'à l'état normal, à la coupe on constate un début de cirrhose atrophique.

Le rein ne présente pas de lésions.

Cette observation, la première en date, est certainement très intéressante : aussi nous ne pouvons la laisser passer sans attirer l'attention sur plusieurs particularités qu'elle présente.

Et d'abord l'influence de l'alcoolisme sur la production de la tuberculose y est démontrée avec la plus grande évidence. Nous voyons, en effet, un homme de 34 ans, fort, robuste, né d'une famille exempte de toute diathèse tuberculeuse, succomber à la phtisie pulmonaire : ce ne sont certainement pas ni des conditions de vie défectueuses, ni un travail trop soutenu qui ont pu modifier à ce point son tempérament. Seuls les excès alcooliques ont opéré cette transformation ; car ces excès sont réels, c'est le malade lui-même qui en a fait l'aveu, et ils durent depuis longtemps, puisque, déjà à l'âge de 15 ans, il s'adonnait à sa funeste passion.

Mais, dans ce cas particulier, l'évolution de la maladie a-t-elle été la même que dans les formes ordinaires de la phtisie ? Certainement non, car la marche a été bien plus rapide que dans ces derniers cas. Le malade, il est vrai, avait eu une hémoptysie cinq ans auparavant, mais cet accident ne doit pas être considéré comme le début de l'affection ; car après il a encore joui d'une bonne santé. C'est seulement trois semaines avant son entrée à l'hôpital, dans les premiers jours de décembre, qu'il a commencé à tousser, et déjà le 10 mars, trois mois et dix jours après, il succombe.

Quant aux lésions anatomiques constatées à l'autopsie, elles diffèrent de celles que l'on rencontre habituellement dans la phtisie pulmonaire : 1° par l'absence de cavernes aux sommets; 2° par la présence, dans la plus grande partie du poumon, de granulations tuberculeuses à la première période. La rapidité avec laquelle l'affection a évolué, explique, d'ailleurs, ces anomalies ; car pour que les tubercules, du moins ceux du sommet, eussent pu passer par les trois périodes de crudité, de dégénérescence graisseuse et d'ulcération, il eût été nécessaire que la marche de l'affection fût beaucoup plus lente.

OBSERVATION II

A... (François), né à Marsal, âgé de 64 ans.

Entré le 17 décembre 1883. Mort le 9 février 1884.

Les parents du malade étaient d'une constitution robuste : le père est mort à l'âge de 64 ans, la mère à l'âge de 44 ans, d'une affection aiguë. Il a un frère et deux sœurs, bien portants tous les trois.

Il n'a jamais été en contact prolongé avec des phtisiques.

Il n'a pas eu de manifestations scrofuleuses pendant sa jeunesse ; pas de syphilis.

Jusqu'à l'âge de 20 ans, le malade a habité la campagne : il a été ensuite militaire pendant 18 ans, de cette époque datent ses habitudes alcooliques; il prenait surtout de l'eau-de-vie.

Après cette période, il est revenu à la campagne comme domestique, et il y est resté jusqu'en 1878, là il a continué à prendre de l'eau-de-vie régulièrement tous les matins. En outre, très souvent le dimanche, il s'enivrait. Alimentation peu reconstituante, surtout du pain et des légumes. Très peu de vin aux repas.

Enfin depuis 1878, il parcourt les rues de Nancy en vendant du mouron, le produit de sa vente n'étant pas suffisant pour son entretien, il a vécu de la charité publique. Sa nourriture était suffisante, car on lui donnait beaucoup : il mangeait de la viande tous les jours deux fois. Mais il était exposé à l'humidité et au froid, car souvent il couchait sous des hangars. Il a continué à boire et dans ces derniers temps surtout, il prenait 2 à 3 litres de vin par jour, 1/2 litre d'eau-de-vie et environ un litre de bière.

Il tousse depuis quinze ans, dit-il ; cette toux aurait été produite par la respiration de poussières, alors qu'il était employé par les cultivateurs à battre du blé à la mécanique. Mais cette toux était peu fréquente et ne le gênait pas beaucoup. L'expectoration était peu abondante formée de mucus clair, en grande partie.

Mais depuis six semaines, la gêne respiratoire est devenue bien plus forte, la toux est quinteuse et très fréquente ; du muco-pus se trouve mêlé au mucus dans l'expectoration. En outre, le malade a des troubles d'estomac très prononcés ; il vomit le matin un liquide filant ; l'appétit est presque nul et après le repas il ressent des douleurs très fortes.

Etat actuel. — Le malade est très amaigri, débilité ; le visage présente une teinte jaunâtre, assez analogue à celle des cancéreux.

Il garde le décubitus dorsal : la gêne respiratoire au repos ne paraît pas bien grande. Toux peu fréquente. Expectoration peu abondante muco-purulente.

A la percussion, sonorité égale des deux côtés en avant. Voussures sous claviculaires très prononcées. En arrière, la sonorité est égale des deux côtés.

Bruit vésiculaire superficiel en avant, diminué au sommet gauche. Quelques petits craquements secs au même point.

En arrière, le bruit vésiculaire a les mêmes caractères qu'en avant Quelques râles muqueux aux bases.

Le décubitus sur le côté gauche provoque la toux.

Thorax présente des voussures en avant sous les clavicules et en arrière au niveau des bases : il est très amaigri ; creux sus-claviculaires très prononcés.

La voix est presque éteinte ; il n'y a pas de douleurs au niveau du larynx.

Bruits du cœur normaux. Pouls petit fréquent, 100 à 110 le soir. T.: 38.5 soir, 37.2 matin. Artères athéromateuses.

Appétit presque nul. Vomissements pituiteux le matin ; vomissements fréquents après le repas. La palpation de la région épigastrique ne révèle rien de spécial.

Volume du foie normal. Constipation habituelle. Pas de sueurs nocturnes. Céphalalgie à peu près continuelle. Sommeil difficile, troublé par des cauchemars.

Il y a un peu de tremblement musculaire et un léger embarras de la parole.

25 Janvier. L'affaiblissement fait de sensibles progrès. Le malade se nourrit à peine.

La toux est plus fréquente qu'au moment de l'entrée du malade. Expectoration opaque muco-purulente.

Diminution notable de la sonorité en avant sous la clavicule gauche ; en arrière elle est également diminuée de ce côté, surtout dans la fosse sus-épineuse. Râles muqueux au sommet gauche en avant : ils sont très abondants. Inspiration rude, expiration prolongée en avant et à droite.

En arrière, dans la fosse sus-épineuse gauche, craquements humides moins nets qu'en avant ; dans tout le reste du poumon gauche, râles muqueux disséminés.

En arrière, à droite, inspiration rude, expiration prolongée dans les fosses sus et sous-épineuses.

Pouls : 105 soir, 88 matin. T.: 39°5 soir, 38°2 matin. R.: 44.

Pas de sueurs. Mais depuis 4 jours, selles diarrhéiques très fréquentes.

Le malade présente, au niveau du sacrum, une eschare superficielle, de l'étendue d'une pièce de 5 francs.

8 Février. Souffle amphorique en avant à gauche sous la clavicule et gargouillement. En arrière, râles muqueux dans toute l'étendue.

En avant et en arrière au sommet droit, craquements humides.

Le malade est dans la prostration la plus complète.

La mort survient le 9 février.

Autopsie. — Deux immenses cavernes, l'une en avant, l'autre en arrière, au sommet du poumon gauche. Tout le reste du poumon est rempli de granulations tuberculeuses à la 1re période.

Le poumon droit présente également des tubercules en très grande quantité, à la période de ramollissement au sommet (on y rencontre deux ou trois cavernules), et à l'état de granulations miliaires à la base. Adhérences pleurales surtout du côté gauche.

La muqueuse laryngée est fortement congestionnée et épaissie, mais on n'y rencontre pas d'ulcérations.

Le cœur est petit, flasque, recouvert d'une couche épaisse de tissu adipeux. A la coupe, le tissu musculaire est jaunâtre. Les valvules sont saines. Plaques d'athérome très nombreuses, sur la tunique interne de l'aorte.

Le foie est gras. La muqueuse stomacale est épaissie, mamelonnée et présente un état d'inflammation chronique.

Reins séniles. La substance corticale est réduite à une couche épaisse d'environ 5 millimètres.

Cette observation pourra ne pas paraître aussi concluante que la précédente, parce que, dans les dernières années de sa vie, le malade qui en est le sujet, s'est trouvé dans des conditions hygiéniques peu satisfaisantes, au point de vue du logement et même de l'alimentation. Par sa profession, il était en effet exposé au froid et à l'humidité. Quant à la nourriture, quoique fournie par la charité publique, elle était cependant suffisante, puisque le malade nous a avoué lui-même qu'il recevait plus qu'il ne pouvait manger, et en outre que, presque toujours, il avait de la viande à ses repas. Ce n'est donc pas son genre de vie qui a pu chez lui donner naissance à la diathèse tuberculeuse.

Ses habitudes alcooliques, au contraire, datent de fort longtemps ; et depuis quelques années, elles s'étaient encore bien plus développées, car si le malade acceptait des dons de pain et de viande, il recevait encore avec plus d'empressement, les boissons qui lui étaient offertes, et ainsi, il avait pris l'habitude d'absorber, à quelques minutes d'intervalle, les liquides les plus hétérogènes, tels que vin, bière, liqueurs fortes, en sorte qu'à la fin de la journée la somme totale était assez élevée. D'ailleurs il présentait tous les symptômes de l'alcoolisme, vomissements pituiteux le matin, troubles de l'intelligence, cauchemars, tremblement musculaire, athérome artériel.

Ce sont donc les excès alcooliques qui, chez lui, ont provoqué l'éclosion tuberculeuse.

Ici encore, nous devons signaler la rapidité avec laquelle l'affection a évolué. Trois mois ont suffi. A son entrée, à peine percevait-on quelques petits craquements au sommet gauche, et déjà, un mois après, le sommet tout entier était dans un état de ramollissement complet : au bout de quinze jours, à ce niveau, on entendait à l'auscultation, tous les signes d'une vaste cavité.

Quelques jours après, la mort survenait.

Enfin, un troisième point est à noter :. c'est l'âge avancé du malade, 64 ans. Mais cette anomalie peut s'expliquer ; les excès alcooliques en effet, ne dataient guère que de 7 ans, auparavant le malade buvait mais en quantité modérée ; et, comme ce sont ces excès qui ont engendré la tuberculose, celle-ci n'a pu se produire qu'à un âge avancé.

OBSERVATION III

R... (Léon), né à Maxéville, âgé de 38 ans, ébéniste, célibataire.

Entré le 21 janvier 1884. Sorti le 13 Février 1884.

Les parents du malade étaient d'une constitution robuste ; son père, dans les dernières années de sa vie, était asthmatique ; il est mort à l'âge de 74 ans d'une pneumonie ; il n'avait pas d'habitudes alcooliques.

La mère est morte à l'âge de 34 ans d'une fièvre typhoïde.

Il a deux frères et une sœur, plus âgés que lui, bien portants tous les trois.

Il n'a pas été en contact prolongé avec des phtisiques.

Pas d'antécédents scrofuleux. Pas de syphilis.

Le malade exerce la profession d'ébéniste depuis l'âge de 12 ans, sauf pendant une interruption de 7 ans, pendant lesquels il a été militaire.

Il travaille ordinairement dans un atelier ; mais cet atelier est vaste et bien aéré, et est habité par 4 ou 5 ouvriers seulement. En outre, assez souvent il va faire des déménagements et alors il travaille en plein air.

Depuis l'âge de 20 ans, il a pris l'habitude de boire régulièrement de l'eau-de-vie tous les matins. En outre, très souvent le dimanche et le lundi, il passe sa journée au cabaret, où il s'enivre.

Les jours ordinaires il prend environ 1/3 de litre d'eau-de-vie, 2 litres de vin et 1 litre de bière.

Il est d'une constitution robuste et dans sa jeunesse il a toujours été bien portant. Mais depuis deux ans, il tousse surtout le matin. Cette toux est sèche sans expectoration.

Il y a un mois, il a fait une chute, à la suite de laquelle il a ressenti une douleur de côté assez vive, et depuis cette chute, la toux est devenue plus fréquente et quinteuse. L'expectoration est peu abondante, formée de mucus clair et transparent. En même temps sont survenues des sueurs nocturnes très abondantes. Le malade se trouve affaibli et incapable de travailler.

Il n'y a pas eu d'hémoptysies.

Etat actuel. — Toux fréquente, très fatigante pour le malade. Expectoration peu abondante et muqueuse. Points douloureux du côté gauche. Le malade ne peut se coucher sur le côté gauche sans avoir immédiatement des quintes de toux et des accès d'étouffement.

La voix est légèrement voilée. Pas de douleurs au niveau du larynx. La déglutition n'est pas douloureuse.

En avant, diminution de la sonorité au sommet gauche, ainsi qu'en arrière du même côté dans les fosses sus et sous-épineuses.

En avant à gauche, sous la clavicule, craquements secs. A droite diminution du bruit vésiculaire, expiration prolongée, quelques craquements mais moins nets qu'à gauche.

En arrière à gauche, craquements dans les fosses sus et sous-épineuses, bruit vésiculaire diminué, et expiration prolongée à la base.

A droite, craquements secs au sommet plus nets qu'en avant. Quelques sibilances.

Bruits du cœur normaux, réguliers. Pouls fréquent, mais égal : 95 soir, 80 matin. T. : 39° soir, 38° ou 37°5 le matin. R. : 25 à 30.

Céphalalgie frontale. Sommeil agité par des cauchemars.

Langue blanche. L'appétit est assez bon. Vomissements pituiteux le matin. Selles régulières. Sueurs nocturnes très abondantes.

Amaigrissement notable. Cependant le malade conserve un teint coloré.

13 février. — Le malade quitte l'Hôpital : il trouve que son état s'est légèrement amélioré.

Observation IV.

F... (Jean), né à Nancy, âgé de 30 ans, journalier, célibataire.

Entré le 3 mars 1884. Mort le 30 mars 1884.

Pas d'antécédents tuberculeux dans la famille. Le père vit encore ; il est fort et robuste. La mère est morte d'une maladie aiguë.

Le malade a un frère et une sœur plus jeunes que lui, bien portants tous les deux.

Il n'a jamais été en contact prolongé avec des phtisiques.

Il a eu dans sa jeunesse des manifestations scrofuleuses assez nombreuses.

Il ne présente pas d'accidents syphilitiques.

Depuis l'âge de 15 ans, il travaille avec les maçons, mais comme journalier ; il porte de lourdes charges, mais il a toujours vécu à l'air libre. Pendant cinq ans, de 20 à 25 ans, il a été militaire. Il s'est trouvé dans de bonnes conditions au point de vue de l'alimentation et du logement.

Depuis l'âge de 18 ans, il a des habitudes alcooliques. Etant militaire aux colonies, il absorbait des liqueurs fortes en grande quantité, et depuis il a bu régulièrement un 1/2 litre d'eau-de-vie tous les jours et un ou deux verres d'absinthe. Enfin deux fois par semaine il s'enivrait avec du vin et de l'eau-de-vie.

Il a eu à l'âge de cinq ans une fièvre typhoïde qui a évolué régulièrement, à 26 ans une attaque de rhumatisme articulaire aigu.

A la suite d'un refroidissement, dit-il, il a commencé à tousser au mois de février 1883. Cette toux était d'abord quinteuse. L'expectoration nulle au commencement, était, après 3 mois, muqueuse et transparente.

Il y a six mois, ses crachats se sont modifiés ; une partie est devenue muco-purulente. Enfin, il y a deux mois, il a eu une hémoptysie à la suite d'une quinte de toux. La quantité de sang rejetée est évaluée par lui à 1/2 verre. La diarrhée a paru depuis 2 mois. Il y a huit mois il a été obligé de discontiner son travail.

Etat actuel. — La toux est plus fréquente qu'au début. L'expectoration est assez abondante, formée d'une partie claire muqueuse, dans laquelle nagent des crachats muco-purulents. Le malade ne peut se coucher sur le côté gauche ; il a immédiatement des quintes de toux et des accès d'étouffement. La respiration est gênée, surtout au moment des efforts musculaires. La voix est légèrement voilée. Il n'y a pas de douleurs au niveau du larynx.

Diminution de sonorité à droite en avant sous la clavicule. En arrière rien d'anormal au point de vue de la percussion.

A l'auscultation, en avant à droite, souffle cavitaire : gargouillement au moment de la toux. A gauche, quelques craquements humides à l'expiration.

En arrière, à droite souffle tubaire dans les fosses sus et sous épineuses. Bruit vésiculaire rude à la base. A gauche, quelques craquements au sommet dans la profondeur. Inspiration rude, expiration prolongée dans toute la hauteur.

Bruits du cœur normaux. Pouls régulier égal : 108 soir, 90 matin. T. : 38°8 soir, 37°5 matin. R. : 24.

Il y a eu des sueurs noctures très abondantes; mais aujourd'ui elles ont disparu.

Appétit diminué. Plusieurs fois le malade a vomi à la suite de quintes de toux. Trois ou quatre selles diarrhéiques par jour depuis 2 mois.

Etat général. — L'amaigrissement a fait beaucoup de progrès depuis un mois. L'affaiblissement est considérable. Le malade peut rester levé à peine deux heures par jour.

27 mars. Pendant la nuit, le malade a poussé un cri. Dès ce moment jusqu'au matin, son agitation a été à peu près continuelle. Le 27 au matin, on reconnait une paralysie faciale et une hémiplégie droite ; il n'y a pas de contractures. Le malade ne peut plus articuler les mots : il pousse des cris inintelligibles. Selles et urines involontaires.

30 mars. Depuis l'accident signalé ci-dessus, la maladie a marché très rapidement. Le 29 au soir, râles trachéaux. Il succombe le 30 à huit heures du matin.

Autopsie. — Adhérences pleurales. Plusieurs cavernes aux sommets; à gauche, caverne très vaste. Aux bases, une pluie de granulations tuberculeuses à la 1re période.

Muqueuse laryngée congestionnée, ne présente pas d'ulcérations.

Cœur flasque recouvert de tissu adipeux.

Le foie est un peu augmenté de volume ; à la coupe on constate tous les signes de la dégénérescence graisseuse au début.

A l'ouverture du cerveau, on constate de l'œdème sous-arachnoïdien.

Tout le département de la sylvienne du côté gauche présente une coloration rouge-noirâtre et une consistance moindre que les autres parties du cerveau. L'avant-mur est détruit. La partie postérieure de la capsule externe est également intéressée par le ramollissement. La sylvienne est gorgée de sang et dure à la palpation.

Les artères cérébrales sont légèrement athéromateuses.

Ici encore nous avons affaire à un alcoolisé de longue date Les symptômes de silénisme qu'il nous a présentés, vomissements pituiteux le matin, sommeil agité, athérome artériel ayant produit un ramollissement cérébral, confirment les aveux qu'il nous a faits.

L'influence des excès de boisson dans le cas particulier est donc évidente. L'affection a encore évolué plus rapidement que dans les formes ordinaires de la phtisie, car elle n'a duré qu'un an.

Les lésions anatomiques constatées à l'autopsie ont été celles de la phtisie chronique, cavernes, tubercules à la période de ramollissement et aux bases granulations à la 1re période.

OBSERVATION V

R... (Donat), né à Guebwiller, âgé de 42 ans, boulanger, célibataire. Entré le 10 mars 1884. Mort le 8 avril 1884.

Les parents du malade étaient d'une constitution robuste ; le père est mort à l'âge de 33 ans, d'une maladie aiguë ; la mère, à l'âge de 74 ans.

Il n'a eu qu'un frère, qui est mort à la suite d'un accident.

Il n'a jamais été en contact prolongé avec des phtisiques.

Jusqu'à 18 ans, il a travaillé à la campagne, et, depuis cette époque, il a exercé la profession de boulanger, sauf pendant 7 ans où il a été militaire. Ses occupations l'exposaient à respirer beaucoup de poussières. Il travaillait environ douze heures par jour, et dormait peu. Il avait l'habitude de sortir le dimanche, et presque tous les jours, dans la semaine.

Il s'est toujours trouvé dans de bonnes conditions au point de vue de l'alimentation et du logement.

Depuis l'âge de 18 ans, il buvait régulièrement un verre à bordeaux d'eau-de-vie tous les matins, et, dans la journée, il en prenait encore trois ou quatre ; il absorbait en outre deux litres de vin par jour. Enfin, le dimanche, il doublait la quantité ordinaire.

Doué d'une constitution robuste, il a été bien portant jusque il y a deux mois ; il n'a jamais présenté de manifestations scrofuleuses ; pas de syphilis. Il y a deux mois, il a commencé à tousser sans cause connue. D'abord peu fréquente et quinteuse, cette toux a persisté avec les mêmes caractères jusqu'aujourd'hui. L'expectoration, peu abondante, était formée de mucus clair et transparent. Il n'y a pas eu d'hémoptysie. En même temps, a paru de la dyspnée accentuée, surtout au moment de la marche. L'affaiblissement a bientôt été tel que le malade a été obligé de discontinuer son travail.

Etat actuel. — La toux est actuellement moins fréquente qu'au début. L'expectoration est peu abondante, et formée à parties à peu près égales de mucus clair et de muco-pus. Le malade peut se coucher indifféremment sur le dos et sur les deux côtés. Au repos, la dypsnée est très légère. La voix n'est pas altérée.

En avant, sous la clavicule droite, légère diminution de sonorité ; en arrière, sonorité normale et égale des deux côtés.

A l'auscultation à gauche en avant, inspiration rude, expiration prolongée ; quelques petits craquements, mais seulement au moment de la toux.

A droite, craquements humides jusqu'à la 4e côte, à l'inspiration et à l'expiration.

En arrière, à gauche, inspiration rude, expiration prolongée dans les fosses épineuses ; bruit vésiculaire normal à la base.

A droite, craquements humides très nombreux dans les fosses épineuses ; bruit vésiculaire rude à la base.

Bruits du cœur normaux. Pouls régulier égal : 140 soir, 120 matin. T. : 39°2 soir, 38° matin. R. : 34.

Il n'a jamais eu de sueurs nocturnes.

Appétit diminué. Pas de vomissements. Il a eu plusieurs fois de la diarrhée : quatre à cinq selles par jour. Actuellement, selles normales.

Amaigrissement notable. L'affaiblissement a fait de sensibles progrès. Cependant le malade peut rester levé une grande partie de la journée.

30 Mars. L'affection a fait de tels progrès que le malade ne peut plus se lever. Cavité au sommet droit. Craquements humides à gauche. Expectoration complètement purulente. Diarrhée très abondante. Sueurs nocturnes.

Tous ces symptômes s'accentuent de jour en jour, et le malade succombe le 7 avril.

Autopsie. — Le poumon droit est infiltré de granulations tuberculeuses de la grosseur d'une tête d'épingle à un grain de millet. Au sommet existe une vaste caverne, entourée de cavernes plus petites qui communiquent entre elles ; les bronches sont dilatées.

A la partie inférieure du poumon, où les granulations sont moins abondantes et un peu dures au toucher, il existe un peu d'infiltration en même temps qu'une coloration rouge sombre.

Dans le poumon gauche, on rencontre les mêmes lésions à un degré moins avancé. L'altération siège surtout vers les parties moyenne et supérieure, où les granulations tuberculeuses sont arrivées à la deuxième et à la troisième période.

Les plèvres sont adhérentes, peu épaissies. Le larynx présente un peu de congestion de la face inférieure de l'épiglotte.

Le cœur est flasque ; ses cavités sont remplies de caillots noirâtres ; les valvules sont saines.

Le foie présente son volume normal ; sa couleur est plus pâle qu'à l'état normal ; et à l'examen macroscopique, il semble en être à la première période de la cirrhose atrophique.

La rate n'offre rien de spécial. Reins normaux. Le péritoine est sain ; ne présente pas d'ascite.

La muqueuse de la partie inférieure de l'intestin grêle est congestionnée et présente, surtout au niveau de la valvule iléo-cœcale, quelques ulcérations de nature tuberculeuse.

La tunique interne de l'aorte est parsemée, surtout dans son bout supe rieur, de plaques athéromateuses offrant, les unes, la dégénérescence graisseuse, les autres, l'incrustation calcaire.

Cette observation est remarquable par la rapidité avec laquelle la maladie a évolué. En effet, au dire du malade, la toux a débuté deux mois seulement avant son entrée à l'hôpital, et déjà un mois après arrive la terminaison. D'ailleurs, les renseignements qu'il nous a fournis doivent être exacts, car, pendant ce dernier mois où nous avons pu l'observer, les progrès de l'affection ont été extrêmement rapides, comme on peut d'ailleurs s'en rendre compte par la lecture de l'observation.

Cependant, nous n'avons pas eu affaire à l'affection que l'on désigne sous le nom de tuberculose aiguë, car les lésions constatées à l'autopsie et décrites plus haut étaient celles de la véritable phtisie pulmonaire chronique, cavernes, tubercules à l'état de ramollissement, et enfin granulations miliaires à la base.

Il est vrai que, dans le cas particulier, on pourra invoquer, comme cause de tuberculose, les poussières que respirait le malade ; mais si l'on songe que, depuis 24 ans, il exerçait la profession de boulanger, et que jamais, avant ces trois derniers mois, il n'avait toussé, on sera bien obligé d'attribuer l'origine de la maladie à l'alcoolisme seul. D'ailleurs, l'athérome que nous avons constaté sur la tunique de l'aorte indiquait, chez un homme de cet âge, des habitudes alcooliques invétérées.

OBSERVATION VI

D..., né à Paris, âgé de 25 ans, coupeur en chaussures.

Entré le 23 avril 1884. Mort le 16 novembre 1884.

Les parents du malade étaient d'une santé délicate ; cependant il n'y a pas d'antécédents tuberculeux dans sa famille ; le père est mort à l'âge de 33 ans d'un catarrhe de la vessie, la mère à 50 ans, elle était asthmatique.

Il a eu un frère mort à 23 ans d'un accident ; il a une sœur, âgée de 27 ans chloro-anémique.

Il est marié depuis quatre ans ; sa femme jouit d'une excellente santé, il a deux enfants, l'un de 6 ans, l'autre de 4 ans, bien portants tous deux.

Il n'a jamais été en contact prolongé avec un phtisique.

Il n'a pas présenté de manifestations scrofuleuses pendant sa jeunesse ; il n'est pas syphilitique.

Depuis l'âge de 14 ans il exerce la profession de coupeur en chaussures. Il travaille en moyenne dix heures par jour dans un atelier, mais dans un atelier vaste, bien aéré et ne contenant que quelques ouvriers.

En outre, de 1879 à 1882, il a servi dans un café, de huit heures du soir à minuit.

Tous les dimanches il avait l'habitude de sortir et de faire une longue promenade ; les jours ordinaires il marchait pendant une heure.

Il s'est trouvé dans de bonnes conditions au point de vue de l'alimentation.

Depuis qu'il a été garçon de café, c'est-à-dire depuis 1879, il s'est adonné aux boissons alcooliques ; il buvait régulièrement un demi-litre de rhum chaque jour, un ou deux verres d'absinthe, mais seulement un litre de vin et peu de bière ; il a, d'ailleurs, une gastrite alcoolique très intense, des vomissements pituiteux le matin, et, à certains moments, un léger tremblement musculaire.

D'une constitution assez débile, il a cependant été bien portant jusqu'au mois de septembre 1882 ; à la fin de son séjour comme garçon de café, il a commencé à tousser. Mais cette toux était peu fréquente et ne le gênait pas beaucoup ; elle disparaissait pendant un ou deux mois puis revenait après le moindre refroidissement ; il ne crachait pas. C'est seulement depuis trois mois que cette toux a beaucoup augmenté ; elle est quinteuse et fatigante ; en outre, il a commencé à cracher, puis est survenue de l'oppression, en sorte que, depuis deux mois, le malade a été obligé de cesser son travail.

Etat actuel. — 24 avril. Il garde ordinairement le décubitus dorsal. Lorsqu'il se couche sur les côtés, il a des accès de toux, et sur le côté gauche, il éprouve une douleur très vive. La toux devient de plus en plus forte. L'expectoration est peu abondante, formée de mucus mélangé à du muco-pus, L'essoufflement se manifeste surtout au moment de la marche.

La voix n'est pas altérée, sauf le matin où elle est un peu voilée.

Il a eu un seul vomissement à la suite d'une quinte de toux ; vomissements pituiteux le matin ; nausées.

Sonorité normale en avant et en arrière, et égale des deux côtés.

Sous la clavicule gauche, inspiration rude, pas d'expiration ; à droite, expiration prolongée et diminution du murmure vésiculaire.

En arrière, bruit vésiculaire à peu près normal dans toute l'étendue du poumon gauche ; tandis qu'à droite, bruit vésiculaire diminué par rapport à gauche ; expiration prolongée dans les fosses sus et sous-épineuses ; au moment de la toux, quelques petits craquements dans la fosse sus-épineuse.

Bruits du cœur normaux. Pouls régulier égal : 104 soir, 96 matin,

T. : 39°5 soir, 37°6 matin, R. : 32. Sueurs nocturnes très abondantes depuis quatre mois.

Anorexie presque complète. La diarrhée existe depuis deux mois sans interruption. Quatre à cinq selles par jour.

Le malade a beaucoup maigri depuis trois mois. Teint pâle. Il se déclare incapable de tout travail.

Août 1884. Depuis huit jours, le malade accuse des douleurs très vives répandues dans tout l'abdomen, mais prononcées surtout au niveau de la fosse iliaque du côté droit. Le ventre est légèrement ballonné. La palpation est douloureuse ; on perçoit à la surface de la paroi abdominale des bosselures à consistance inégale. A la percussion, sonorité exagérée à l'épigastre jusqu'au niveau de l'ombilic ; à partir de ce point, diminution de sonorité et, enfin, matité complète un peu au-dessus du pubis.

Diarrhée continuelle, huit à dix selles par jour.

Traitement : lavement laudanisé ; potion avec extrait de ratanhia ; injections de morphine.

Octobre 1884. Les symptômes abdominaux se sont encore aggravés. Les lésions pulmonaires ont aussi fait d'immenses progrès. A droite, au sommet, on entend en avant et en arrière des gargouillements ; craquements humides au sommet gauche ; expectoration très abondante, muco-purulente.

Le malade est dans un état de maigreur extrême. Il ne quitte plus le lit. La voix s'est voilée dans ces derniers temps ; mais pas de douleurs au niveau du larynx.

La mort survient le 16 novembre.

Autopsie. — A l'ouverture de la cavité thoracique, on constate des adhérences très nombreuses entre les plèvres pariétale et viscérale des deux côtés. Vaste caverne au sommet droit. Jusqu'à la base, le poumon droit est creusé de cavités qui deviennent de plus en plus petites.

A gauche, au sommet, plusieurs cavernules. A la partie moyenne, tubercules à la deuxième période. La base est parsemée de granulations miliaires.

Le foie est volumineux, jaunâtre : à la coupe, il présente l'aspect de la dégénérescence graisseuse.

La rate est ramollie. Les reins sont pâles, présentent une augmentation d'épaisseur de la substance médullaire ; on y rencontre des granulations tuberculeuses.

Les anses intestinales adhérent entre elles par des fausses membranes recouvertes par de petits points blanchâtres et saillants ; la cavité péritonéale renferme une petite quantité de liquide jaune citrin.

La muqueuse du cæcum est noire à la partie inférieure ; on y rencontre des ulcérations assez nombreuses.

Ce cas de tuberculose nous a paru imputable encore à l'alcoolisme seul, quoique le malade ait exercé une profession sédentaire. Car il était coupeur en chaussures depuis l'âge de 14 ans et c'est seulement neuf ans après que l'affection débute, alors qu'il se trouvait débilité par les excès alcooliques qu'il faisait depuis deux ans.

Il quitte le métier de garçon de café et la maladie semble disparaître ; ce n'est que dix huit mois après, sous l'influence de nouveaux excès de boissons, qu'elle fait une deuxième apparition, mais alors elle continue sa marche et entraîne la mort.

OBSERVATION VII

C..., né à Ville-en-Vermois, âgé de 37 ans, journalier, célibataire. Entré le 30 mai 1884. Mort le 4 juillet 1884.

Les parents du malade étaient d'une bonne santé ; ils sont morts l'un à la suite d'une pneumonie, l'autre à la suite de la variole.

Il a un frère et une sœur bien portants tous deux.

Il n'a jamais été en contact prolongé avec un ou plusieurs phtisiques.

Né à la campagne, il y est resté jusqu'à l'âge de 20 ans. Là il était occupé aux travaux des champs. Pendant 5 ans il a été militaire. Depuis douze ans, il habite Nancy, mais très souvent, surtout en été, il faisait des séjours prolongés à la campagne.

Pendant ce temps, il a eu différents emplois soit à la campagne, soit à la ville ; ordinairement il était employé comme manœuvre à porter des charges ; jamais il n'est resté enfermé dans un atelier.

Ses excès alcooliques datent de l'âge de 20 ans. Il prend surtout de l'eau-de-vie et du vin d'abord tous les matins, et en outre bien souvent dans la journée ; buvait dans ces derniers temps 1/2 litre d'eau-de-vie par jour, et 1 à 2 litres de vin.

Deux ou trois fois par semaine, il se mettait en état d'ivresse.

Il s'est toujours trouvé dans de bonnes conditions au point de vue de l'alimentation et du logement.

Pas d'antécédents scrofuleux. Pas de syphilis.

Doué d'une constitution robuste, il a été bien portant jusqu'au mois de juin 1883, époque à laquelle il a commencé à tousser. La toux était quinteuse et assez fréquente. Expectoration nulle jusqu'au mois d'octobre ; puis il a craché en petite quantité un mucus clair et transparent. Enfin depuis trois semaines elle est muco-purulente en grande partie. Il a eu plusieurs hémoptysies en décembre 1883. Le sang était noir en caillots :

deux ou trois fois il en a rendu une quantité qu'il évalue à un verre. Ces hémoptysies étaient précédées de quintes de toux. Dans ces derniers temps, il était essoufflé en travaillant.

Les sueurs nocturnes ont paru il y a trois semaines. Depuis la même époque l'affaiblissement qui d'abord avait marché lentement, a fait tout à coup des progrès tels que le malade a été obligé de discontinuer son travail.

Etat actuel 31 *mai.* — Le malade garde ordinairement le décubitus dorsal, il ne peut se coucher sur le côté gauche sans avoir immédiatement des quintes de toux et des accès d'étouffement. La toux est quinteuse.

L'expectoration est abondante muco-purulente. De temps à autre points douloureux à gauche. Au repos la respiration ne paraît pas gênée : 24 par minute. La voix n'est pas altérée ; pas de douleurs au niveau du larynx.

Sonorité normale en avant et à peu près égale des deux côtés ainsi qu'en arrière.

En avant à droite inspiration forte un peu d'expiration ; à gauche en avant, inspiration rude, expiration très prolongée ; quelques craquements humides surtout au moment de la toux.

En arrière à droite, expiration prolongée dans les fosses sus et sous-épineuses ; bruit vésiculaire normal à la base.

A gauche, expiration très prolongée dans les fosses sus et sous-épineuses, quelques craquements dans la fosse sus-épineuse ; mais ils ne sont pas constants.

A la base bruit vésiculaire moins intense que dans le point correspondant à droite.

Bruits du cœur normaux. Pouls régulier égal de 80 à 100 par minute. T. : 38°,5 à 40° le soir.

Sueurs nocturnes abondantes depuis trois semaines.

Appétit diminué. Vomissements assez fréquents à la suite de quintes de toux. Vomissements pituiteux le matin. Diarrhée presque continuelle.

Le malade a beaucoup maigri depuis trois mois ; cependant il ne présente pas le teint pâle habituel aux tuberculeux.

20 juin. L'affection marche avec une rapidité extraordinaire. Gargouillements au sommet gauche. Râles cavernuleux à droite.

Sueurs nocturnes très abondantes. Diarrhée très abondante jusqu'à dix selles par jour. Le malade accuse une douleur vive au niveau de la fosse iliaque droite.

La mort survient le 4 juillet.

Autopsie. — Au sommet du poumon gauche, vaste caverne, entourée elle-même de cavités plus petites ; au lobe inférieur tubercules à la 2e et à la 1re période. A droite cavernules au sommet. Le lobe inférieur est infiltré de granulations milliaires.

Foie plus petit, plus consistant, présente les lésions du début de la cirrhose atrophique. Au niveau du cœcum on trouve sur la muqueuse plusieurs ulcérations à dimensions variables.

OBSERVATION VIII

D..., né à Nancy, âgé de 35 ans, scieur de bois, célibataire.

Entré le 4 juin 1884. Mort le 21 juin.

Le malade ne peut donner aucun renseignement sur ses parents. Il a une sœur qui actuellement est gravement malade ; mais elle ne tousse pas.

Il n'a jamais été en contact prolongé avec des phtisiques.

Il a toujours habité Nancy ; il a d'abord été journalier ; depuis 10 ans, il est scieur de bois ; il n'a jamais travaillé dans un atelier.

Depuis environ dix ans, il prend régulièrement de l'eau-de-vie tous les matins et s'enivre une ou deux fois par semaine ; mais depuis cinq ans il boit encore davantage et il prend régulièrement 2 à 3 litres de vin, tous les jours, et environ 1/3 de litre d'alcool soit sous forme d'absinthe, soit sous forme d'eau-de-vie ordinaire.

Il a de l'athérome et du tremblement, ce qui indique ses habitudes alcooliques.

Il a eu dans sa jeunesse des manifestations scrofuleuses très nombreuses. Pas de syphilis. A l'âge de 12 ans, il a eu une pneumonie qui a guéri parfaitement. D'une constitution moyenne, il a été bien portant jusque il y a environ quatre mois, époque à laquelle il a commencé à tousser. Il y a 3 mois l'expectoration était muqueuse et peu abondante ; mais depuis 2 mois, elle a augmenté en quantité et est devenue muco-purulente. Il n'a jamais eu d'hémoptysie. Depuis 4 mois, il a de la gêne de respiration surtout au moment des efforts musculaires et de la marche.

Etat actuel. — Le malade se couche ordinairement sur le dos ; mais il peut aussi se coucher sur le côté droit, tandis qu'à gauche, il a immédiatement des quintes de toux et des accès d'étouffement. La toux est quinteuse et fréquente. L'expectoration peu abondante formée à parties à peu près égales de mucus clair et de muco-pus. Pas de points de côté. La voix n'est pas altérée.

A la percussion, en avant et en arrière, sonorité normale et égale des deux côtés.

A l'auscultation, inspiration rude, expiration prolongée, et quelques craquements secs, en avant à droite ; tandis qu'à gauche, il y a des craquements humides sous la clavicule.

En arrière à droite, expiration prolongée dans les fosses sus et sous-épineuses ; bruit vésiculaire normal à la base.

A gauche, craquements humides, dans les fosses sus et sous-épineuses ; expiration prolongée jusqu'à la base.

Bruits du cœur normaux. Pouls régulier : 84 soir, 80 matin. T. : 38°8 à 39° soir, 38° matin. R. : 24. Sueurs nocturnes non constantes.

Appétit diminué. Il n'y a jamais eu de vomissements à la suite des quintes de toux. La diarrhée a existé pendant huit jours, mais actuellement elle a disparu, et les selles sont régulières.

Etat général. — Amaigrissement notable depuis quatre mois. Le malade s'est affaibli. Cependant il peut rester levé une grande partie de la journée.

10 juin. Le malade accuse une douleur très vive dans la bouche, au moment où il mange. On constate alors sur la partie médiane de la voûte palatine, la présence d'une ulcération irrégulière et assez profonde, d'environ un centimètre de diamètre. Cette ulcération est tapissée par une membrane grisâtre, recouverte elle-même de muco-pus. L'os n'est pas atteint et semble indemne. Tout autour, on aperçoit plusieurs autres ulcérations de même nature que la première mais de dimensions beaucoup moindres.

La voix du malade est complètement voilée, et il accuse des douleurs au niveau du larynx, surtout au moment de la déglutition.

Les craquements humides du côté gauche ont fait place à des râles cavernuleux en avant et en arrière ; et à la base on perçoit des râles muqueux.

A droite, râles muqueux plus nombreux au sommet en avant et en arrière.

Expectoration plus abondante d'odeur fétide.

Diarrhée depuis deux jours. Selles nombreuses, cinq à six par jour.

18 juin. L'amaigrissement du malade est extrême. L'affaiblissement a fait de très grands progrès ; il ne peut plus quitter le lit. Les signes d'auscultation persistent. Tout le côté gauche est pris et presque tout le côté droit, sauf la base.

La diarrhée continue. Le malade est aphone.

Il succombe le 21 juin dans l'après-midi.

Autopsie. — Adhérences pleurales surtout à gauche.

Vaste caverne au sommet gauche. Tout autour plusieurs cavernules ; à la base tubercules récents.

A droite au sommet, noyaux tuberculeux très nombreux mais pas d'excavation. La base est envahie par des tubercules récents.

La muqueuse laryngienne est épaissie, congestionnée et au niveau des cordes vocales, on trouve plusieurs ulcérations de dimensions variables.

Les autres appareils ne présentent rien de spécial.

OBSERVATION IX

L..., né à Schaffausen, âgé de 30 ans, marchand de charbon.

Entré le 27 juin 1884. Sorti le 15 juillet. Mort dans le courant de septembre.

Les parents du malade existent encore : ils jouissent d'une excellente santé ; il a quatre frères et deux sœurs, tous bien portants.

Marié depuis six ans, il a toujours vécu avec sa femme ; celle-ci se porte parfaitement et ne tousse pas ; il a six enfants, dont trois vivants ; deux sont morts à la suite de convulsions.

Il n'a jamais été en contact prolongé avec un ou plusieurs phtisiques. Pas d'antécédents scrofuleux. Pas de syphilis.

Né à la ville, il y est toujours resté ; depuis l'âge de 13 ans jusqu'à 25 ans, il a été employé dans les cafés, soit comme garçon de café, soit à un titre quelconque. Là il ne sortait jamais, ou du moins rarement, et travaillait de huit heures du matin à minuit.

Depuis cinq ans, il est marchand de charbon ; depuis la même époque, il sort tous les jours, et se promène à la campagne, dans les forêts.

Depuis l'âge de 15 ans, il boit régulièrement de l'eau-de-vie tous les matins, et souvent dans la journée ; en outre, il prenait de un à deux litres de vin et autant de bière. Mais ses excès ont encore augmenté depuis qu'il exerce sa nouvelle profession : il absorbe en moyenne un demi-litre de liqueurs fortes, deux à trois litres de vin, et autant de bière, tous les jours. Aussi il a des vomissements pituiteux le matin, de l'athérome et un léger tremblement.

Il a été bien portant jusqu'au mois de juin 1883, puis il a commencé à tousser à la suite d'un refroidissement. Pas d'expectoration au début. Quinze jours après, il a eu une hémoptysie assez abondante qui s'est reproduite chaque jour pendant une semaine. Le sang était rouge et spumeux. Ensuite sont survenus de l'essoufflement, des points douloureux, surtout du côté gauche. Depuis six mois, il a des sueurs nocturnes, et parfois la diarrhée pendant plusieurs jours consécutifs.

Etat actuel. — Le malade se couche ordinairement sur le dos ou sur le côté droit ; dès qu'il se met sur le côté gauche, il a des quintes de toux et des accès d'étouffement. La toux est quinteuse, plus fréquente pendant la nuit. L'expectoration est abondante, formée de mucus clair mélangé avec du muco-pus. Points douloureux à gauche presque constants. La voix est légèrement voilée ; pas de douleurs au niveau du larynx. La déglutition n'est pas gênée.

Matité en avant, à gauche, sous la clavicule, jusqu'à la quatrième côte ; sonorité exagérée sous la clavicule droite.

A droite, en avant, bruit vésiculaire presque imperceptible, et quelques râles sous-crépitants ; à gauche, bruit vésiculaire rude, plus fort qu'à droite ; craquements humides très nombreux.

En arrière, à droite, souffle bronchique dans les fosses sus et sous-épineuses ; bruit vésiculaire normal à la base, sans expiration.

A gauche, râles sous-crépitants très nombreux, dans la fosse sus-épineuse. Inspiration rude, expiration prolongée dans la fosse sus-épineuse et à la base.

Bruits du cœur normaux. Pouls régulier, égal : 102 matin, 120 soir. T. : 39°2 soir, 37°8 matin. R : 23 à 30.

Sueurs nocturnes très abondantes.

Appétit presque nul. Vomissements fréquents à la suite des quintes de toux. Diarrhée habituelle ; cependant, depuis deux jours, les selles sont normales.

Teint pâle. Le malade est amaigri. Il se déclare incapable de tout travail ; c'est à peine s'il peut rester levé quelques heures.

12 juillet. L'affection marche très rapidement. Les lésions pulmonaires se prononcent de plus en plus. Souffle cavitaire au sommet gauche, et gargouillement ; ramollissement au sommet droit.

La voix est presque éteinte ; cependant le malade ne ressent aucune douleur au niveau du larynx.

Ventre légèrement ballonné ; cinq à huit selles diarrhéiques par jour.

Le malade quitte l'hôpital le 15 juillet.

Nous avons appris qu'il était mort chez lui, dans le courant du mois de septembre suivant.

L'étiologie de l'affection, dans le cas qui vient de nous occuper, pourra, à première vue, ne pas paraître aussi nette que dans les observations précédentes. En effet, pendant douze ans, le malade a vécu dans un air confiné et même dans une atmosphère viciée par toutes sortes d'émanations pernicieuses ; ses occupations étaient nombreuses et fatigantes, puisqu'il travaillait de huit heures à minuit. Enfin, pendant les cinq dernières années, il était exposé aux poussières de charbon qui ont pu amener une inflammation pulmonaire ayant engendré, à son tour, des tubercules.

Mais nous ferons remarquer que, si chez lui la diathèse tuberculeuse avait été produite par l'internement, l'affection aurait débuté non pas en 1883, mais en 1879, et même plus tôt, alors qu'il était garçon de café ; car, puisque depuis quatre ans il menait une vie très active, les modifications que l'internement avait amenées dans son tempérament avaient dû disparaître depuis longtemps.

Quant à la respiration de poussières, elle ne suffit pas non plus par elle-même pour créer la diathèse tuberculeuse ; tout au plus produit-elle une simple inflammation des bronches qui se communique au parenchyme pulmonaire.

Nous sommes donc forcé d'attribuer aux excès alcooliques la production de la tuberculose pulmonaire. Car ces excès étaient bien réels : tout le démontrait, l'aveu du malade, l'athérome, la gastrite, le tremblement ; d'ailleurs, dans les dernières années, la quantité des boissons absorbées avait considérablement augmenté.

Au cas particulier, nous signalerons encore la rapidité avec laquelle l'affection a évolué, surtout à partir du moment où l malade est entré à l'hôpital.

Nous noterons également la présence d'accidents laryngés.

OBSERVATION X

G..., âgé de 48 ans, domestique, célibataire.

Entré le 5 novembre 1884. Mort le 30 janvier 1885.

Rien à noter au point de vue des antécédents héréditaires. Ses parents sont morts à la suite de maladies aiguës ; ils étaient robustes. Les frères et la sœur du malade jouissent d'une santé excellente.

Il n'a pas été en contact prolongé avec quelqu'un atteint de phtisie pulmonaire.

Il a été exempt pendant sa jeunesse de manifestations scrofuleuses et il nie tout antécédent syphilitique.

Né à Nancy, le malade a toujours habité la ville ; il n'a jamais eu de profession bien déterminée : tantôt domestique, tantôt commissionnaire, tantôt travaillant aux champs. Le malade a passé sa vie à l'air libre ; depuis huit ans, il est domestique chez un pharmacien ; il reste, il est vrai, quelques heures par jour au laboratoire, mais en compensation, il fait de nombreuses courses et passe la plus grande partie de la journée dehors.

Depuis l'âge de 24 ans, il est adonné aux boissons alcooliques et s'enivrait en moyenne une et même deux fois par semaine ; en outre tous les matins il prenait un verre à bordeaux d'eau-de-vie, et dans le courantde la journée jusqu'à 4 ou 5 semblables ; il buvait deux ou trois litres de vin ; et environ un litre de bière.

Pendant le temps qu'il était commissionnaire, il prenait également jusqu'à deux ou trois verres d'absinthe par jour.

Il s'est toujours trouvé dans de bonnes conditions au point de vue de l'alimentation et du logement.

Doué d'une constitution robuste, il n'accuse comme antécédents morbides que quelques bronchites aiguës, qui depuis quatre ou cinq ans, revenaient régulièrement chaque hiver et duraient de trois à quatre semaines.

Il y a environ six mois, en avril 1884, à la suite d'un refroidissement, dit-il, il a commencé à tousser ; il eut en même temps plusieurs épistaxis ; au début, il toussait peu dans la journée, mais était pris de quintes très violentes en se couchant le soir. Malgré cela, il ne vomissait pas à la suite de ces quintes.

Peu à peu, la toux a augmenté ; les forces ont diminué, et le malade s'est vu dans la nécessité d'entrer à l'hôpital.

Etat actuel. — 8 janvier. La toux est moins fréquente qu'il y a deux mois ; les quintes sont moins longues. L'expectoration est abondante muco-purulente épaisse, jamais il n'a eu d'hémorrhagie bronchique. Pas de point de côté.

Le décubitus est possible sur les deux côtés.

La voix est légèrement voilée depuis environ un mois.

Cependant le malade n'accuse aucune douleur au niveau du larynx. La déglutition reste facile.

A la percussion, en avant à gauche sous la clavicule, sonorité légèrement diminuée ; à droite matité ; en arrière diminution de la sonorité dans toute l'étendue du poumon droit.

A l'auscultation à gauche en avant, inspiration rude, expiration très prolongée avec râles cavernuleux ; dans le point correspondant à droite, souffle cavitaire avec gargouillement.

En arrière à gauche, inspiration rude, expiration très prolongée, dans toute la hauteur avec quelques râles ronflants disséminés.

A droite, dans les fosses sus et sous-épineuses, expiration très prolongée, plus intense qu'à gauche, avec quelques craquements quand on fait tousser le malade ; inspiration rude à la base avec râles muqueux. Souffle interscapulaire.

Pouls régulier, égal petit de 90 à 110 par minute. Bruits du cœur normaux. T. : 39° le soir. R. : 30 à 35.

Appétit presque nul. Pas de vomissements. Depuis huit jours le malade a des selles diarrhéiques

Sueurs nocturnes sur le front et la poitrine.

Etat général. — Amaigrissement considérable. Le malade est incapable de rester levé même quelques minutes.

27 janvier. Depuis quelques jours, diarrhée persistante de huit à dix selles par jour. Subdélirium, affaiblissement extrême. Expectoration purulente épaisse.

28 janvier. Terminaison.

Autopsie. — Adhérences pleurales des deux côtés surtout à droite et au sommet.

Grande caverne au sommet droit ; dans le reste du poumon, tubercules à la 2e et même à la 1re période, tout à fait à la base.

Le sommet gauche présente une induration considérable du parenchyme pulmonaire ; pas de cavernes ; mais à la coupe on constate que l'on a affaire à un tissu dur et sclérosé, présentant une couleur grisâtre. Tout à fait à la base, on constate nettement la présence de granulations miliaires peu abondantes.

La muqueuse laryngienne est épaissie, congestionnée ; mais on ne trouve pas à sa surface d'ulcérations tuberculeuses.

Cœur flasque, couvert de tissu adipeux en quantité assez considérable

Valvules saines. Plaques athéromateuses très nombreuses sur la paroi interne de l'aorte, surtout près de son origine.

Foie légèrement diminué de volume, consistance légèrement augmentée, cirrhose atrophique au début. Pas d'ascite. Péritoine sain. Reins ratatinés. Diminution de la substance corticale. Adhérence de la capsule en certains endroits.

Muqueuse intestinale épaissie près de la valvule iléo-cœcale.

OBSERVATION XI

M..., âgé de 42 ans, charbonnier.

Entré le 12 décembre 1884. Sorti le 10 janvier 1885.

Rentré le 1er mai 1885. Mort le 30 juin 1885.

Les parents du malade jouissaient ordinairement d'une bonne santé. Son père est mort, à l'âge de 70 ans, d'une hémorrhagie cérébrale ; sa mère est âgée de 68 ans, elle est bien portante.

Il est marié depuis 18 ans ; sa femme a une santé excellente ; il a deux enfants d'une constitution robuste.

Il n'a jamais été en contact prolongé avec un ou plusieurs phtisiques. N'a jamais présenté de manifestations scrofuleuses. Pas de syphilis.

Il exerce, depuis l'âge de 14 ans, la profession de charbonnier, ce qui l'oblige à habiter constamment la forêt ; sa profession l'expose, d'ailleurs, à respirer de la fumée et de la poussière de charbon.

Il s'est toujours trouvé dans de bonnes conditions au point de vue de l'alimentation et du logement.

Depuis l'âge de 25 ans il a fait de nombreux excès alcooliques ; buvait en moyenne 1/3 de litre d'eau-de-vie par jour, 2 litres de vin et de la bière. En outre, il s'enivrait au moins une fois par semaine. Dans ces derniers temps il allait jusqu'à un litre d'eau-de-vie tous les jours.

Doué d'une constitution moyenne, il était ordinairement bien portant ; il n'accuse, comme antécédent morbide, qu'une fièvre typhoïde à l'âge de 15 ans.

Au mois de mai 1884, il fut pris, sans cause connue, d'une toux quinteuse et fatiguante qui a persisté jusqu'aujourd'hui. En même temps il éprouvait de l'essoufflement et de la fatigue pendant son travail. Enfin, depuis deux mois, son appétit a diminué, et il est incapable de tout travail.

Etat actuel. — Toux quinteuse, fréquente surtout la nuit et le matin. Le 11 novembre, l'expectoration a été mélangée d'une certaine quantité de sang ; à l'état ordinaire, cette dernière est peu abondante, muqueuse et transparente. Souvent le malade est pris d'étouffements qui l'obligent à s'asseoir sur son lit ; il ne peut se coucher sur le côté gauche sans être pris immédiatement de quintes de toux très fortes.

A la percussion, en avant, à droite, sonorité normale, plutôt exagérée ; matité absolue sous la clavicule gauche.

En arrière, à droite, submatité dans les fosses sus et sous-épineuses.

A l'auscultation, en arrière, à droite, expiration dans les fosses sus et sous-épineuses ; respiration normale à la base.

A gauche, dans les fosses sus et sous-épineuses, souffle lointain avec quelques craquements ; diminution du bruit vésiculaire à la base.

Appétit presque nul. Pas de vomissements. Pas de diarrhée. Bruits du cœur nets et normaux. Artères flexueuses, athéromateuses. T. : 37°2 matin, 38°3 soir. Pouls : 90 matin, 100 soir. R. : 30.

Léger tremblement. Sommeil agité par des cauchemars.

Etat général. — Le malade est très pâle ; paraît bien plus âgé qu'il ne l'est en réalité. Maigreur extrême. Ne quitte le lit que pendant quelques heures.

Le 10 janvier, le malade quitte l'hôpital à peu près dans le même état qu'au moment de son entrée.

1er mai. Le malade rentre à l'hôpital. Son affection a évolué très rapidement. On reconnaît sous la clavicule gauche tous les signes d'une caverne de dimensions moyennes. Le sommet droit est dans un état de ramollissement assez avancé. La diarrhée a paru il y a environ un mois ; elle est presque constante ; quatre à six selles par jour. Les extrémités sont légèrement œdématiées. Le malade décline rapidement. La mort survient le 30 juin.

Autopsie. — 1er juillet. Les poumons présentent les lésions de la phtisie pulmonaire ; ces lésions sont plus avancées à gauche, où l'on aperçoit une caverne au sommet.

Le tissu du cœur est flasque, d'une teinte jaunâtre ; sur la paroi externe du ventricule droit se trouve une épaisseur assez considérable de tissu adipeux. Les valvules sont saines. La paroi interne de l'aorte présente très nettement la dégénérescence athéromateuse.

Le foie est plus pâle qu'à l'état normal, graisseux. Pas d'ascite. Péritoine sain.

Les reins sont un peu augmentés de volume. La couche corticale est plus épaisse qu'à l'état normal. En certains endroits la capsule est adhérente.

Les artères du cerveau sont athéromateuses.

OBSERVATION XII

S..., âgé de 44 ans, menuisier.

Entré le 7 janvier 1885. Mort le 3 février 1885.

Les parents du malade étaient d'une constitution robuste : la mère est morte à l'âge de 35 ans d'une maladie aiguë ; le père à l'âge de 60 ans, à la suite d'un accident.

Il a deux frères et une sœur qui jouissent d'une bonne santé.

Il est marié depuis 18 ans, sa femme est forte et bien portante ; il a deux enfants dont la santé ne laisse rien à désirer.

Il n'a jamais été en contact prolongé avec quelqu'un atteint de phtisie pulmonaire.

Le malade a présenté pendant sa jeunesse quelques rares manifestations scrofuleuses ; il nie tout antécédent syphilitique.

Depuis l'âge de 16 ans, il exerce la profession de menuisier-charpentier ; il travaille environ 11 heures par jour, tantôt dans un atelier vaste et qui est plutôt un hangar puisqu'il est ouvert d'un côté, tantôt dans les bâtiments en construction, sa vie est essentiellement active, il n'a jamais travaillé d'une façon exagérée.

Depuis l'âge de 25 ans, il est adonné aux boissons alcooliques ; il absorbe régulièrement chaque jour de un à deux et parfois trois verres à bordeaux d'eau-de-vie ; de deux à trois litres de vin, très peu de bière. En outre jusque il y a environ un an, il avait l'habitude de faire le lundi et souvent il se trouvait ivre ce jour-là.

Alimentation bonne. Logement sain.

Doué d'une constitution moyenne, il était d'une bonne santé habituelle, lorsque, il y a environ trois ans, il commença à éprouver des points de côté à gauche ; quelques mois après il se mit à tousser et à cracher ;

pendant deux ans, il put continuer son travail comme par le passé, sans éprouver d'autres malaises qu'un peu de gêne respiratoire en marchant.

Depuis un an environ, cette gêne a beaucoup augmenté; il tousse davantage; il est surtout très affaibli, et depuis ce moment il n'a pu travailler que d'une façon très-irrégulière.

Etat actuel. — Il y a deux mois le malade ne pouvait se coucher du côté droit sans avoir immédiatement des quintes de toux; actuellement le décubitus latéral ne provoque plus de gêne. Le malade est habituellement en orthopnée.

La toux est peu fréquente mais quinteuse; l'expectoration est formée à parties à peu près égales de muco-pus épais, verdâtre, et de mucus clair et diffluent. Il n'y a jamais eu d'hémorrhagie bronchique.

Un changement de position provoque des quintes de toux.

La voix n'est pas altérée.

Sonorité diminuée sous les deux clavicules et plus à gauche qu'à droite. A droite, bruit vésiculaire très-faible; craquements à l'inspiration, à gauche inspiration très-rude, expiration prolongée.

En arrière, les mêmes signes existent dans les fosses sus et sous-épineuses des deux côtés; ce sont : une inspiration rude avec craquements, expiration très prolongée. De plus en dedans de la fosse sus-épineuse gauche, on perçoit un souffle cavitaire limité.

Bruits du cœur normaux. Pouls régulier, égal, petit de 100 à 120 par m. T. : 38°2 matin, 39° le soir.

Sueurs nocturnes très abondantes.

Peu d'appétit, jamais de diarrhée. Pas de vomissements à la suite des quintes de toux.

Le malade est pâle et amaigri, éprouve une grande faiblesse et se trouve sujet à des vertiges.

Peu de sommeil. Pas de délire.

2 février. L'affaiblissement a fait de notables progrès. Quelques défaillances depuis deux jours. Œdème des extrémités inférieures se produit quand le malade est levé. Appétit nul.

10 février. Depuis huit jours apparition de la diarrhée. Le malade ne se lève plus; il a fréquemment de violents frissons. Température : 39°5 le soir. Dyspnée extrême. Points de côté multiples.

Le malade succombe le 11 février.

Autopsie. — Au poumon, lésions ordinaires de la phtisie chronique, caverne de dimensions moyennes au sommet gauche. Cavernules au sommet droit. Dans le reste de l'étendue des deux poumons, tubercules à a 2e et à la 1re période.

Muqueuse laryngienne légèrement congestionnée, surtout au niveau des cordes vocales, mais pas d'ulcération.

Cœur flasque, petit. Valvules saines. Quelques plaques d'athérome sur la tunique interne de l'aorte, au niveau de la crosse.

Foie gras. Reins présentent aussi un léger degré de dégénérescence graisseuse.

Pas d'ulcérations sur la muqueuse intestinale.

OBSERVATION XIII

K..., âgé de 23 ans, tonnelier, célibataire.

Entré le 9 Janvier 1885. Mort le 10 février.

Les parents du malade habitent un village d'Alsace ; ils vivent encore et jouissent d'une excellente santé ; le père est âgé de 60 ans et la mère de 55. Il a un frère qui est aussi d'une constitution très robuste.

Il ne s'est jamais trouvé en contact prolongé avec quelqu'un atteint de phtisie pulmonaire.

Pendant sa jeunesse, il a été exempt de manifestations scrofuleuses ; pas de syphilis.

Depuis l'âge de 15 ans, il exerce la profession de tonnelier. Né à la campagne, il y est resté jusqu'à l'âge de 21 ans ; et c'est seulement depuis 2 ans qu'il habite Nancy. A la campagne, il travaillait presque toujours à l'air libre ; tandis qu'à la ville il passe environ les 3/4 de sa journée de travail, qui est de 11 heures, dans une cave. Mais en dehors de son travail, il a l'habitude de sortir beaucoup.

Par sa profession, il est pour ainsi dire obligé de faire des excès de boisson ; depuis l'âge de 18 ans, il boit en moyenne 4 à 5 litres de vin par jour, de l'eau-de-vie tous les matins un ou deux verres à bordeaux, de la bière très rarement.

En outre, depuis son arrivée à Nancy surtout, il a pris l'habitude de s'enivrer une et même deux fois par semaine.

Il s'est toujours trouvé dans de bonnes conditions au point de vue de l'alimentation et du logement.

A la campagne, sa santé a toujours été excellente ; tandis que depuis son arrivée à Nancy, il a eu moins d'appétit, des vomissements pituiteux le matin.

Au mois de mars 1884, à la suite d'un effort, dit-il, il eut une hémorrhagie bronchique très abondante, puis commença à tousser.

Dans le courant du mois de septembre, il fit un 1er séjour à l'hôpital, parce qu'il était sujet à des étouffements en travaillant et que ses forces avaient beaucoup diminué.

Etat actuel. — La toux est fréquente, quelquefois quinteuse, provoque des vomissements, elle a un timbre un peu rauque ; la voix est un peu voilée, cependant le malade ne ressent aucune douleur au niveau du larynx et la déglutition reste facile.

Le malade ne peut se coucher sur le côté gauche, sans avoir immédiatement des quintes de toux.

L'expectoration est formée de muco-pus, nageant dans un liquide muqueux et diffluent. Nombre de respirations de 20 à 30.

A la percussion en avant, matité sous la clavicule gauche, sonorité diminués sous la clavicule droite.

A l'auscultation, souffle amphorique à gauche avec gargouillements ; à droite bruit vésiculaire faible ; râles cavernuleux.

En arrière, à gauche dans les fosses sus et sous épineuses, souffle cavitaire avec gargouillement plus lointain qu'en avant. Craquements dans toute la base avec absence de bruit vésiculaire.

A droite dans les fosses sus et sous épineuses, respiration rude, craquements, souffle cavitaire en dedans des fosses sus et sous-épineuses. Bruit rude avec craquements dans toute la base.

Pouls fréquent, petit mais régulier, oscille entre 100 et 120. T. 38°5 matin, 39°5 soir.

Appétit presque nul. Répulsion pour la viande. Quelques vomissements. Diarrhée continuelle depuis quinze jours.

Sueurs nocturnes très abondantes.

Etat général. — Le malade est pâle, amaigri ; il est tellement affaibli qu'il ne lui est plus possible de rester levé.

6 février. Depuis quelques jours, le malade a les extrémités inférieures œdématiées, la face parait bouffie. Le gêne de respiration est considérable. Il n'y a pas d'albumine dans les urines.

Les râles muqueux ont envahi la base droite. Selles diarrhéiques de 8 à 10 par jour.

Le malade succombe le 10 février.

Autopsie. — Cavernes aux deux sommets; plus vastes à gauche qu'à droite. Le reste du poumon est infiltré de tubercules à la 2e et à la 1re période.

Congestion de la muqueuse laryngienne, pas d'ulcérations. Foie gras. Reins plus volumineux qu'à l'état normal. Substance corticale épaissie. Capsule adhérente en certains points. Tissu de la rate mou, diffluent.

OBSERVATION XIV

T..., né à Mirecourt, âgé de 24 ans, commissionnaire, célibataire.

Entré le 16 février 1885. Mort le 5 avril 1885.

Rien à signaler au point de vue des antécédents héréditaires. Le père est mort d'une maladie aiguë. Mère bien portante. Il a une sœur également bien portante.

Il n'a jamais été en contact prolongé avec des phtisiques. Pas de manifestations scrofuleuses pendant sa jeunesse ; pas d'accidents syphilitiques.

Il a toujours habité la ville. Depuis l'âge de 14 ans, il est employé comme commissionnaire ; il est habitué à porter de lourdes charges ; il n'a jamais travaillé en atelier.

Depuis l'âge de 14 ans, a fait des excès alcooliques ; eau-de-vie tous les jours de 1/4 à 1/3 de litre, de deux à trois litres de vin, une quantité de bière variable, mais assez notable. En outre, souvent le dimanche, s'enivrait. Il a toujours été dans des conditions satisfaisantes au point de vue de l'alimentation et du logement.

Depuis trois ou quatre ans, accidents dyspeptiques très prononcés ; vomissements pituiteux le matin.

Doué d'une constitution robuste, il a été bien portant jusqu'au mois de novembre 1884, époque à laquelle il a commencé à tousser légèrement ; au début, pas d'expectoration. Essoufflement. Faiblesse générale. Les progrès ont été continuels. Au mois de janvier, expectoration blanche, spumeuse. Sueurs abondantes. Frissons surtout le matin. Impossibilité de travailler. Pas d'hémoptysie.

Etat actuel. — Toux fréquente, quinteuse. Expectoration abondante formée de muco-pus, nageant dans un liquide blanc spumeux. Gène de respiration. Décubitus impossible à gauche. Pas de point de côté. Voix un peu rauque. Pas de douleurs au niveau du larynx. Diminution de sonorité en avant à gauche et en arrière dans les fosses sus et sous-épineuses.

En avant, à droite, inspiration rude, expiration très prolongée avec quelques craquements humides. Mêmes signes en arrière, mais pas de craquements. En avant, à gauche, souffle cavitaire et gargouillement. Mêmes signes dans la fosse sus-épineuse. Craquements humides dans la fosse sous-épineuse jusqu'à la base. T. : 39°2 soir, 38°5 matin. Pouls aux environs de 100. Plus de sueurs nocturnes.

Appétit assez bon. Vomissements fréquents à la suite de quintes de toux. N'a jamais eu de diarrhée.

Faiblesse notable. Se lève à peine deux heures par jour. Cependant le malade a conservé assez bonne apparence.

21 mars. Dans la nuit du 21 au 22 mars, le malade, s'étant levé pour aller à la selle, ressentit une vive douleur dans le côté gauche et cette douleur s'irradiait dans le bras et la jambe du même côté.

La sonorité est très ample et exagérée à gauche en avant et en arrière ; il n'existe pas de matité précordiale et on ne perçoit pas le choc du cœur. Le thorax est plus bombé à gauche en avant, et la pointe du sternum paraît légèrement déviée à droite.

Au sommet gauche, absence de bruit vésiculaire en avant ; en arrière, dans les fosses sus et sous-épi ieuses, on entend des râles humides, et à la base, du souffle amphorique.

Les bruits du cœur sont peu nets.

Il s'est donc formé brusquement une déchirure du poumon et de la plèvre viscérale, et consécutivement un pneumo-thorax à gauche. A la suite, le malade éprouve une gêne considérable de la respiration.

L'état général devient de plus en plus inquiétant et trois semaines après, le 5 avril, le malade succombe.

Autopsie. — A l'ouverture du thorax, on constate que la cavité pleurale du côté gauche contient une certaine quantité de liquide. Le volume du poumon de ce côté est bien diminué par rapport à l'autre. Mais on ne retrouve pas le siège de la rupture qui a donné lieu au pneumo-thorax. Vaste caverne au sommet gauche.

Tubercules à la 2e période à la partie médiane jusqu'à la base. A droite, adhérences pleurales ; au sommet, on trouve plusieurs cavernules s'ouvrant les unes dans les autres, traversées par des brides de tissu pulmonaire dont quelques-unes supportent des vaisseaux assez considérables. Infiltration granuleuse à la base. Le larynx présente une congestion assez intense, surtout au niveau des cordes vocales ; mais on n'y trouve pas d'ulcérations tuberculeuses. Cœur normal, surchargé de graisse. Quelques plaques d'athérome sur la tunique interne de la crosse de l'aorte.

Foie un peu augmenté de volume, présente le 1er degré de la dégénérescence graisseuse.

Muqueuse de la partie inférieure de l'intestin grêle et d'une partie du gros intestin fortement congestionnée.

Cette observation est remarquable, d'abord en ce que le malade n'était âgé que de 24 ans, or nous avons vu précédemment, au chapitre de l'historique, qu'un certain nombre des auteurs, qui ont traité la question des rapports de l'alcoolisme et de la tuberculose pulmonaire, admettent que cette influence ne se produit que sur des hommes qui ont dépassé la quarantaine. Leur opinion est donc trop exclusive.

En second lieu, la tuberculose, chez ce malade, a évolué très rapidement, dans l'espace de cinq mois, puisque c'est dans le courant de novembre que la toux a commencé. Et, malgré cette terminaison rapide, les lésions observées ont été celles de la phtisie pulmonaire chronique et non celles de la tuberculose aiguë.

Enfin nous devons noter un accident survenu dans le cours de l'affection et qui a certainement hâté la terminaison : un pneumo-thorax du côté gauche.

OBSERVATION XV

P..., né à Bouzonville (Moselle), âgé de 31 ans, tonnelier, célibataire. Entré le 3 mars 1885. Mort le 15 juin 1885.

Les parents du malade jouissent tous deux d'une bonne santé ; il a un frère et une sœur qui sont bien portants.

Pas de manifestations scrofuleuses pendant sa jeunesse ; pas de syphilis.

A eu la fièvre typhoïde à l'âge de 12 ans. En 1882, a été atteint d'une bronchite qui a duré trois mois ; à sa sortie de l'hôpital il ne toussait presque plus.

Il est resté à Bouzonville jusqu'en 1871 ; depuis cette époque, il habite Nancy ; depuis l'âge de dix ans, il travaille comme tonnelier ; il n'est jamais resté enfermé dans un atelier.

Il s'est toujours trouvé dans de bonnes conditions au point de vue du logement et de la nourriture.

Depuis l'âge de 13 ans, il boit régulièrement deux, trois et même quatre litres de vin par jour ; en outre un verre d'eau-de-vie le matin, parfois un ou deux verres d'absinthe, et très peu de bière. Enfin, très souvent le malade s'est trouvé en état d'ivresse.

Il n'a jamais été en contact prolongé avec un ou plusieurs phtisiques.

Depuis sa première bronchite, la toux n'a pas discontinué ; mais elle était peu fréquente et ne gênait presque pas le malade.

Mais au commencement de janvier 1885, cette toux est devenue bien plus forte et quinteuse ; expectoration blanche, spumeuse ; frissons, gêne de respiration. A la fin de janvier, quelques filets de sang se sont trouvés mêlés aux crachats.

Depuis cette époque la maladie a fait beaucoup de progrès.

Etat actuel. — 8 mai. Toux moins fréquente qu'au mois de janvier, toujours quinteuse. Expectoration abondante, formée à parties à peu près égales de muco-pus et de mucus clair, et transparent. La gêne de respiration persiste et même s'accroît.

Le malade peut se coucher indifféremment sur les deux côtés.

La voix est complètement voilée. Douleurs au niveau du larynx.

Sonorité diminuée en avant à gauche et en arrière dans les fosses sus et sous-épineuses. Bruit vésiculaire presque nul au sommet gauche ; quelques craquements humides en avant ; en arrière les craquements existent dans les fosses sus et sous-épineuses. En avant à droite, inspiration rude, expiration très prolongée, ainsi qu'en arrière dans les fosses sus et sous-épineuses. Bruit vésiculaire normal à la base. T. : 39°2 soir, 37°8 matin. Pouls de 120 à 140. Sueurs très abondantes.

Appétit presque nul. Pas de vomissements. Peu de diarrhée. Elle a existé quelques jours auparavant.

Affaiblissement notable. Le malade ne peut plus se lever. Teint pâle. Amaigrissement très prononcé.

1er juin. L'état du malade a beaucoup empiré. Diarrhée persistante. La voix est rauque, enrouée. La déglutition est très douloureuse. Il accuse des douleurs continuelles au niveau du larynx. Le ventre n'est pas ballonné ; il n'y a pas de symptômes de péritonite. L'affaiblissement est extrême.

La mort survient le 15 juin.

Autopsie. — Adhérences pleurales surtout à gauche. Le poumon gauche présente à son sommet une immense caverne, sillonnée par des travées fibreuses, dont quelques-unes supportent des vaisseaux assez considérables. Dans tout le reste du poumon, tubercules à la 2e période.

A droite cavernules au sommet ; la base est infiltrée de granulations tuberculeuses à la 1re période.

Muqueuse trachéale rouge congestionnée. La muqueuse laryngienne est considérablement épaissie surtout dans sa partie sous-épiglottique ; en outre on y constate la présence d'ulcérations assez profondes qui envahissent également la surface inférieure de l'épiglotte.

Le foie est légèrement diminué de volume ; il est plus dur qu'à l'état normal : on y remarque la présence du tissu conjonctif caractéristique de la cirrhose atrophique ; il n'y a pas d'ascite. La muqueuse de la partie inférieure de l'intestin grêle et du gros intestin est rouge, épaissie ; on n'y rencontre pas d'ulcérations.

OBSERVATION XVI

V... (Adolphe), né à Nancy, âgé de 47 ans, commissionnaire public.

Entré le 10 juin 1885. Sorti le 30 juin 1885.

Rien de spécial à signaler au point de vue des antécédents héréditaires. Le père est mort à l'âge de soixante ans, il était asthmatique ; la mère à l'âge de quarante-deux ans, des accidents produits par la ménopause. Le malade a une sœur qui jouit d'une santé excellente ; il a eu également une autre sœur qui est morte à l'âge de six ans à la suite de convulsions.

Le malade a présenté pendant sa jeunesse quslques manifestations scrofuleuses, notamment de l'impétigo du cuir chevelu. Pas de syphilis. N'a jamais été atteint de maladies graves.

A toujours habité la ville. Pendant 14 ans il a exercé la profession de coiffeur, depuis 1852 jusqu'en 1867. Depuis cette époque, il est employé comme commissionnaire public ; il est toujours à l'air libre. Le malade a fait de nombreux excès alcooliques, ces excès durent depuis 18 ans ; eau-de-vie tous les jours, soit sous forme de cognac, soit sous forme d'absinthe en moyenne 1/3 de litre ; vin de 2 à 3 litres par jour ; bière de 2 à 3 litres. Se trouvait dans de bonnes conditions au point de vue de l'alimentation ; logement sain.

Marié depuis 1873, il n'a jamais eu d'enfants ; sa femme jouit d'une bonne santé, n'a jamais toussé.

N'a jamais été en contact avec quelqu'un atteint de phtisie pulmonaire.

Bien portant jusqu'au mois de mai 1885, époque à laquelle à la suite d'un refroidissement, le malade a commencé à tousser légèrement. La toux se produisait surtout par quintes. Au début pas d'expectoration. Essoufflement. Faiblesse générale.

Etat actuel. — La toux a conservé les mêmes caractères qu'au début, c'est-à-dire qu'elle se produit par quintes ; elle n'est pas très fréquente. Expectoration peu abondante formée de mucosités blanches transparentes mélangées de parties jaunes opaques ; une seule fois des stries de sang se trouvèrent mêlés aux crachats. Décubitus possible des deux côtés.

Voix un peu rauque depuis environ 15 jours. Pas de douleurs au niveau du larynx.

A la percussion diminution notable de sonorité en avant à droite, et en arrière du même côté.

A l'auscultation en avant à gauche inspiration rude et saccadée, expiration prolongée.

En avant à droite, souffle à l'inspiration et à l'expiration ; râles muqueux au moment où on fait tousser le malade.

En arrière à gauche, expiration prolongée au sommet. A droite, le souffle existe à l'inspiration.

T. : 38°5 le soir ; 37°8 le matin. Pouls entre 90 et 100. Sueurs nocturnes parfois très abondantes.

Appétit assez bien conservé. Vomissements à la suite de quintes de toux. Depuis son entrée, le malade n'a pas eu cet accident.

Pas de diarrhée.

Faiblesse notable. Amaigrissement. Cependant le teint du malade n'est pas celui qui existe ordinairement dans le cas de tuberculose pulmonaire.

30 juin. Le malade quitte l'hôpital. Son état est à peu près le même qu'à son entrée.

OBSERVATION XVII

B... (Alexandre), né à Bavilly (Seine-Inférieure), âgé de 52 ans, mécanicien.

Entré le 21 juillet 1885.

Rien à noter au point de vue des antécédents héréditaires. Les parents du malade étaient d'une constitution robuste ; le père est mort à l'âge de 52 ans, d'un accident de chemin de fer ; la mère, quelques mois après, à la suite d'une maladie aiguë.

Il a trois frères et une sœur plus jeunes que lui, et tous bien portants.

Il est marié depuis 1866 ; sa femme est d'une très bonne santé ; ils n'ont pas eu d'enfant.

Il n'a jamais été en contact prolongé avec des phtisiques.

Il était d'une constitution robuste ; n'a jamais fait de maladie antérieure ; pendant sa jeunesse, il n'a pas présenté de manifestations scrofuleuses. Pas de syphilis.

Né à la campagne, il y est resté jusque il y a trois mois. Depuis l'âge de 14 ans, il exerce la profession de mécanicien. Tantôt il travaillait dans un atelier, mais dans un atelier vaste et bien aéré, tantôt, et même la plupart du temps, il était occupé en plein air, au montage des pièces. D'ailleurs il a toujours mené une vie très active. Il travaillait environ dix heures par jour, et il s'est toujours trouvé dans d'excellentes conditions au point de vue de l'alimentation et du logement.

Pendant 14 ans, depuis l'âge de 20 ans jusqu'à 34 ans, il a été mécanicien dans la marine : c'est à cette époque qu'il a commencé à faire des excès alcooliques ; il buvait alors chaque jour, et régulièrement, un litre d'eau-de-vie, deux litres de vin et parfois de la bière ; en outre, deux ou trois fois la semaine, il s'enivrait. Depuis sa sortie, il a un peu diminué la ration journalière d'eau-de-vie ; il n'en buvait plus qu'un demi-litre ; en outre, il ne s'enivrait plus qu'une fois par semaine, en moyenne.

Sa maladie a commencé au mois de décembre 1884, à la suite d'un refroidissement, dit-il. Il a d'abord eu la voix légèrement voilée, puis il s'est mis à tousser ; cette toux était d'abord sèche et quinteuse. Depuis une quinzaine de jours, les crachats sont parfois striés de sang. Depuis trois semaines, oppression constante.

Il ne travaille plus depuis 14 mois. Mais il n'a jamais dû s'aliter. Depuis environ un mois, il a un point de côté à gauche ; cette douleur paraît subitement, puis disparaît au bout d'une heure environ.

Etat actuel. — Toux fréquente, quinteuse. Expectoration peu abondante, muqueuse transparente. Le malade n'a jamais eu d'hémoptysie. Point de côté persiste à gauche.

L'enrouement existe encore. Pas de douleurs au niveau du larynx.

Thorax un peu amaigri. Respiration costo-abdominale égale des deux côtés.

En avant, à gauche, son un peu tympanique aux premier et deuxième espaces.

A droite, son moins ample non tympanique aux premier et deuxième espaces, normal au-dessous.

A gauche, respiration rugueuse ; râles trachéo-bronchiques.

A droite, respiration très rude.

En arrière, à gauche, sonorité normale.

A droite, submatité dans les fosses épineuses. Diminution de sonorité à la base.

A droite, respiration soufflée aux fosses épineuses, rude à la base.

A gauche, souffle tubaire à l'angle de l'omoplate.

Matités précordiale et hépatique normales. Pouls régulier, égal : 100 soir, 92 matin. Artères athéromateuses. T. : 37°6 soir, 37°2 matin. R. : 28.

Appétit assez bon. Pas de vomissements. Diarrhée rare. Sueurs nocturnes assez abondantes.

Le malade est un peu amaigri. Mais ses forces sont conservées ; il reste debout toute la journée.

Diagnostic : Induration des deux sommets, surtout en arrière. Laryngo-bronchite.

Traitement : Pot. av. extr. thébaïque, 5 centigrammes ; lait ; sirop de morphine, 20 grammes.

Septembre. — Les lésions pulmonaires s'accroissent de plus en plus ; le sommet droit commence à se ramollir ; on entend en avant et en arrière des râles sous-crépitants très nombreux.

L'induration du sommet gauche persiste.

La voix est presque complètement éteinte. En outre, le malade peut encore rester debout la plus grande partie de la journée.

OBSERVATION XVIII

D... (Joanni), né à Valence, âgé de 36 ans, puisatier, célibataire.

Entré le 22 juillet. Sorti le 30 juillet.

Les parents du malade ont toujours joui d'une bonne santé. Le père est mort à l'âge de 66 ans, d'une maladie aiguë de l'appareil respiratoire. La mère est actuellement âgée de 57 ans.

Il a trois frères et une sœur tous bien portants.

Il n'a jamais été en contact prolongé avec quelqu'un atteint de phtisie pulmonaire.

Pendant sa jeunesse, il a été exempt de manifestations scrofuleuses. Pas de syphilis.

Né à la campagne, il exerce la profession de puisatier. De 20 à 25 ans, il a été militaire en Afrique. Depuis il a repris sa profession. Il travaille en moyenne de 8 à 10 heures par jour, toujours dans l'humidité.

Il s'est toujours trouvé dans d'excellentes conditions au point de vue de l'alimentation et du logement.

Les excès alcooliques datent de l'époque où il a été militaire ; il prenait alors, dit-il, jusqu'à 30 à 40 verres d'absinthe par jour, aussi, à la fin de son service militaire, ses membres étaient agités par un tremblement continuel.

Depuis sa rentrée, ses excès ont été moindres ; cependant il a continué à boire en moyenne un 1/2 litre de rhum, deux litres de vin, et de cinq à six litres de bière par jour. En outre, toutes les semaines et même plusieurs fois, il avait l'habitude de s'enivrer ; aussi dans ces derniers temps présentait-il tous les symptômes de l'alcoolisme, tremblement, insomnie, gastrite chronique.

Il a joui d'une bonne santé jusqu'à la fin de 1871, époque à laquelle il fut réformé au régiment pour une bronchite contractée en Afrique, laquelle dura environ 6 mois. Ensuite il s'est bien porté pendant 6 ans.

En 1878, il a séjourné trois semaines à l'hôpital de Saint-Etienne, à ce moment, il toussait, crachait et avait des hémoptysies. Puis il en est sorti guéri.

Depuis le mois de novembre 1884, il est de nouveau malade, tousse et crache continuellement (8 mois à l'hôpital de Lyon, 2 à Macon). Hémoptysies abondantes.

A la suite de la toux, est survenue l'oppression. Amaigrissement considérable. Pas de points douloureux.

Etat actuel. — 5 août. Toux fréquente n'est plus quinteuse comme au début. Expectoration abondante, muco-purulente. Le malade peut se coucher indifféremment sur les deux côtés. Dyspnée considérable.

La voix est légèrement *voilée*, depuis le début de la maladie. Pas de douleurs au niveau du larynx.

Thorax bien conformé. Clavicules saillantes.

En avant à gauche, son tympanique profond aux trois premiers espaces A droite, son aigu peu ample sous la clavicule droite et au 2e espace, un peu plus ample à partir du troisième.

Souffle caverneux et gargouillements sous la clavicule ; inspiration rude au 3e espace avec quelques craquements fins à la base. Souffle nasonné au quatrième.

A gauche, respiration nette. Craquements dans toute la hauteur.

En arrière, son peu ample aux sommets un peu plus clair à gauche. Submatité dans la fosse sous-épineuse droite, sonorité ailleurs.

A droite, souffle tubaire aux deux fosses épineuses. Respiration rugueuse à la base.

A gauche, souffle tubaire au sommet. Respiration soufflée à la fosse sous-épineuse, rugueuse à la base. Pas de [illegible]hée. Matité hépatique normale.

Pouls régulier mais petit fréquent : 90 soir, 80 matin. T. 39°2 soir, 37°4 matin.

Appétit presque nul. Vomissements fréquents à la suite des quintes de toux. De temps à autre apparaissent des selles diarrhéiques, auxquelles, après 4 ou 5 jours, succède la constipation.

Sueurs nocturnes, surtout après l'administration d'antipyrrhine.

Etat général laisse beaucoup à désirer. Affaiblissement extrême. Le malade reste couché toute la journée. Teint brun légèrement subictérique.

Traitement : qq[s] 100, antipyrrhine : 2 gr., sirop de morphine : 30 gr.

Le malade quitte l'hôpital quelques jours après ; nous n'en avons plus eu de nouvelles.

OBSERVATION XIX

A..., né à Nancy, âgé de 39 ans, menuisier.

Entré le 22 juillet 1885. Sorti le 2 août 1885.

Les parents du malade étaient d'une constitution robuste ; le père est mort à l'âge de 45 ans, à la suite d'un traumatisme ; la mère à l'âge de 51 ans, à la suite des accidents de la ménopause.

Le frère du malade est mort à l'âge de 33 ans d'une maladie aiguë ; une de ses sœurs à l'âge de 2 ans à la suite d'une chute ; la seconde à 25 ans, à la suite de couches.

Né à Nancy, il y est resté jusqu'à l'âge de 17 ans, époque à laquelle il devint militaire. Sur les sept années qu'il passa au régiment, il est resté onze mois en Afrique à l'âge de 18 ans.

Il exerce la profession de menuisier depuis son retour du régiment ; il travaille ordinairement dans un atelier, mais souvent aussi, il passe des semaines entières dans les bâtiments en construction ; il travaille en moyenne onze heures par jour.

Il est marié depuis 14 ans ; sa femme jouit d'une bonne santé ; ils n'ont pas eu d'enfant.

Il n'a jamais été en contact prolongé avec des phtisiques. N'a pas présenté de manifestations scrofuleuses pendant sa jeunesse. Pas de syphilis.

Il fait des excès alcooliques depuis le moment de son séjour en Afrique à l'âge de 18 ans ; il a commencé par l'absinthe, puis s'est adonné à l'eau-de-vie et au vin. Le malade dit s'enivrer au moins une fois par semaine, et les autres jours, il prend en moyenne 1/2 litre d'eau-de-vie et un litre de vin.

Il s'est trouvé dans de bonnes conditions au point de vue de l'alimentation et du logement.

Doué d'une constitution robuste, il jouissait ordinairement d'une bonne santé. Comme antécédents morbides, il accuse une attaque de rhumatisme articulaire aigu en 1875.

Au mois de novembre 1884, à la suite d'un refroidissement, le malade a commencé à tousser. La toux a d'abord été quinteuse et sèche jusqu'au mois de février, époque à laquelle le malade eut une hémoptysie assez abondante. Le sang était noir et spumeux. Pendant les huit jours qui suivirent, l'expectoration fut mélangée d'un peu de sang.

En même temps, survenaient l'essouflement, la fatigue après quelques heures de travail, et l'amaigrissement.

En outre dès le début de l'affection, la voix devint rauque et voilée ; et même pendant plusieurs jours, il y eut une aphonie complète.

Etat actuel. — Le malade garde ordinairement le décubitus dorsal ; il ne peut se coucher sur le côté gauche sans avoir immédiatement des quintes de toux et des accès d'étouffement. La toux est fréquente. L'expectoration est abondante, muco-purulente en grande partie. Lorsque le malade fait beaucoup d'efforts en toussant, les crachats sont mélangés d'un peu de sang. Point douloureux surtout à gauche. L'essoufflement persiste au moment de la marche ; au repos la respiration ne parait pas plus fréquente qu'à l'état normal.

La voix est rauque. Picotements au niveau du larynx.

Poitrine bien conformée. Creux sous et sus-claviculaires très bien marqués. Diminution de sonorité en avant à gauche sous la clavicule. A l'auscultation en avant, à droite, bruit vésiculaire rude, expiration un peu prolongée. A gauche, bruit vésiculaire très rude ; expiration très prolongée.

En arrière à droite, bruit vésiculaire diminué dans les fosses sus et sous-épineuses ; légère expiration au sommet.

A gauche, l'expiration existe comme en avant ; en outre on perçoit très nettement dans les fosses sus et sous-épineuses des craquements humides.

Bruits du cœur normaux. Pouls égal régulier, 90 par minute.

Température un peu au-dessus de la normale, le soir 38°.

Les sueurs nocturnes ont existé au mois de novembre ; mais depuis elles ont disparu.

Appétit assez bon ; il y a eu cette semaine 2 vomissements à la suite de quintes de toux. La diarrhée existe de temps à autre ; elle dure deux ou trois jours ; actuellement les selles sont régulières.

Etat général. — Le malade a beaucoup maigri ; affaiblissement considérable. Tout travail est impossible. Cependant le malade reste levé presque toute la journée.

Le malade quitte l'hôpital 10 jours après son entrée.

OBSERVATIONS XX

H..., né à Sarr-Union, âgé de 32 ans, tonnelier.

Entré le 27 juillet 1885.

Il n'y a pas d'antécédents tuberculeux dans la famille. Les parents du malade sont d'une bonne santé ; le père est âgé de 73 ans et la mère de 68 ans. Il a deux frères et deux sœurs qui sont tous bien portants.

Il est marié depuis huit ans ; sa femme jouit d'une santé excellente ; ils ont eu deux enfants dont l'une est morte à l'âge de six ans d'une angine couenneuse ; l'autre, un petit garçon âgé de 4 ans, est très fort.

Il n'a jamais été en contact prolongé avec des phtisiques.

Pendant sa jeunesse, il a présenté des manifestations scrofuleuses très nombreuses. Pas de syphilis.

Depuis l'âge de 14 ans, il exerce la profession de tonnelier ; il a toujours habité la ville ; il travaille en moyenne onze heures par jour, qu'il passe presque complètement dans les caves.

Mais en dehors de son travail, il a l'habitude de sortir et de faire des promenades.

Par sa profession, il est pour ainsi dire obligé de faire des excès alcooliques ; tous les matins, il buvait en moyenne un verre à bordeaux d'eau-de-vie, et chaque jour environ trois litres de vin.

En outre, deux ou trois fois par mois, il s'enivrait avec de l'eau-de-vie et du vin.

Doué d'une constitution moyenne, il était ordinairement bien portant, quand au mois de novembre 1884, à la suite d'un effort, il ressentit dans la région thoracique du côté gauche un point douloureux. Peu de jours après, survenaient de la gène de respiration et de la toux. D'abord peu fréquente au début, elle devint de plus en plus forte. Expectoration d'abord nulle. Au bout de deux mois, elle existait en petite quantité, était muqueuse transparente. Il n'y a pas eu d'hémoptysie. L'affaiblissement fit de tels progrès, qu'au 23 décembre, le malade fut obligé de cesser son travail. Le point douloureux disparut au mois de février, à la suite de l'application d'un vésicatoire. La diarrhée apparaissait par intervalles, puis disparaissait. Sueurs nocturnes dès le début.

Etat actuel. — Le malade se couche ordinairement sur le côté droit ; s'il se couche sur le côté gauche, immédiatement il a des quintes de toux et des accès d'étouffement. La toux est fréquente mais n'est plus quinteuse.

Expectoration abondante formée à parties à peu près égales de mucus clair, transparent et de muco-pus opaque, jaune, verdâtre. De temps à autre, points douloureux dans la poitrine des deux côtés.

La gêne de repiration est chez lui, très considérable, même à l'état de repos, et à distance, on entend le bruit produit par le passage de l'air dans les bronches. Pendant la marche, à plus forte raison, la dypsnée est excessive. La voix n'est pas altérée. Pas de douleurs au niveau du larynx.

En avant, à droite submatité sous la clavicule droite ; en avant à gauche, sonorité exagérée. En arrière, à gauche, matité complète.

A l'auscultation, bruit vésiculaire diminué et expiration en avant à droite ; à gauche murmure vésiculaire saccadé ; au niveau de la quatrième côte tintement métallique.

En arrière à droite, craquements dans la fosse sus-épineuse ; expiration jusqu'à la base. A gauche, au sommet, bruit vésiculaire très faible dans la fosse sous-épineuse, râles humides. A la base, on ne perçoit pas le murmure vésiculaire.

Bruits du cœur normaux. Pouls régulier de 90 à 100 par minute

T. : 38° le soir, 37°5 matin. R. : 36 à 40.

Sueurs nocturnes peu abondantes, mais reviennent chaque nuit.

Appétit assez bon. Il n'y a jamais eu de vomissements à la suite des quintes de toux. Actuellement constipation ; mais la diarrhée revient à des intervalles assez réguliers.

Etat général. — Le malade est amaigri ; cependant il ne présente pas la teinte pâle spéciale aux tuberculeux. Travail impossible d'abord en raison de la faiblesse, et ensuite en raison de la dyspnée. Le malade reste levé une grande partie de la journée.

Septembre. — L'affection marche, mais assez lentement ; les craquements du sommet droit occupent maintenant les fosses sus et sous-épineuses ; quant au sommet gauche il est toujours induré. La voix est presque éteinte. Picotements au niveau du larynx. La dyspnée est encore plus forte, qu'au mois dernier ; lorsqu'il se lève, le malade est obligé de rester immobile pendant 5 minutes pour calmer l'accès d'étouffement, produit par ce simple changement de position.

L'état général se maintient tel qu'il était il y a deux mois.

Octobre. Le malade est toujours en traitement à l'hôpital ; son état est à peu près le même.

DE LA TUBERCULOSE CHEZ LES ALCOOLISÉS

Comme on a pu le voir dans l'historique que nous avons placé au commencement de ce travail, les opinions sont bien divergentes, sur la pathologie de la tuberculose chez les buveurs. Il est donc nécessaire d'examiner en détail les données qui nous sont fournies par les vingt observations précédentes, afin de bien déterminer la part qui revient à l'alcoolisme, dans la production de la tuberculose pulmonaire ; nous passerons successivement en revue le genre de liquides que les sujets atteints absorbaient de préférence, la constitution et l'âge des malades ; le début et la marche de l'affection, les symptômes qui la caractérisent et les lésions anatomiques auxquelles elle donne naissance.

En un mot, nous devons faire de cette tuberculose des buveurs une étude complète, pour découvrir par quels caractères elle se rapproche de la forme classique, et par quels phénomènes elle en diffère.

Etiologie. — Avant de décrire la forme de tuberculose spéciale aux buveurs d'alcool, nous devons d'abord démontrer que les excès de boisson peuvent engendrer cette affection : or, après avoir lu nos observations, on ne peut plus conserver le moindre doute sur le rôle que joue cet état pathologique de l'organisme, dans la production de la tuberculose pulmonaire. En effet, dans aucune d'entre elles on ne peut invoquer d'autre influence : ni les antécédents héréditaires, ni la respiration d'un air confiné, ni une alimentation défectueuse, ni un état pathologique quelconque, tel que la syphilis, le diabète, car nous avons eu soin, dans chacune d'elles, de passer en revue toute cette série de causes et de démontrer qu'aucune n'existe chez le sujet observé ; et, dans les deux ou trois cas où le rôle d'un de ces agents, tel que l'internement ou la respiration de poussières, aurait pu être mis en cause, nous avons démontré dans les réflexions qui font suite à l'observation, que cette opinion ne peut pas être soutenue.

Donc, puisque en dehors de l'alcoolisme, il n'existe aucune cause étiologique à laquelle on puisse rapporter ces cas de tuberculose, nous devons compter cet état pathologique au nombre des causes déterminantes de la diathèse tuberculeuse.

Nos conclusions concordent d'ailleurs parfaitement avec celles de la plupart des auteurs qui se sont occupés de cette question et que nous avons déjà cités au chapitre de l'historique. Tels sont Beel, Davis, Kranz, Launay, Lancereaux, Hérard et Cornil, Peter. Relativement à ce dernier, nous devons cependant signaler un détail qui a son importance. Comme nous l'avons déjà fait remarquer plus haut, pour M. Peter, l'alcoolisme n'est pas une cause déterminante de la phtisie pulmonaire, mais simplement une cause prédisposante. Son action ne se produit que dans certaines conditions, et pour lui, ces conditions sont celles d'une hygiène défectueuse, soit au point de vue de l'alimentation, soit au point de vue du logement ou de la respiration. Or, d'après nos observations, nous sommes à même d'affirmer que les excès alcooliques seuls par eux-mêmes, et sans l'intervention d'aucun autre agent peuvent donner naissance à la diathèse tuberculeuse, chez un sujet se trouvant dans les meilleures conditions possibles au point de vue de l'hygiène. Nous sommes loin toutefois de prétendre que tous les alcoolisés, placés dans une situation semblable, deviendront victimes de la tuberculose ; ce serait absolument faux et aussi invraisemblable que de vouloir démontrer que tous les alcoolisés deviennent paralytiques généraux. Non, ceux parmi les ivrognes qui présentent les symptômes de la phtisie sont relativement peu nombreux. Mais si l'alcoolisme suffit à lui seul, pour engendrer la tuberculose, il est évident que s'il est pour ainsi dire secondé dans sa tâche, par un autre agent débilitant, tel qu'une mauvaise alimentation, un travail soutenu dans un air confiné, le résultat sera atteint plus rapidement et plus sûrement ; mais encore une fois, les excès alcooliques sont suffisants dans bien des cas.

Nous avons maintenant à nous occuper des conclusions des quelques auteurs qui, loin d'admettre l'opinion générale, ont prétendu que l'alcoolisme exerçait une heureuse influence sur l'évolution de la tuberculose pulmonaire.

Magnus Huss (1) est le premier en date de ces contradicteurs ; mais, comme nous l'avons déjà fait remarquer, ses observations sont peu nombreuses ; en outre elles ont été prises chez une seule classe d'individus, sur des pêcheurs suédois qui, pour la plupart, jouissent d'une constitution très robuste et sont habitués aux travaux les plus pénibles. Enfin, dans les pays du Nord, il semble que les effets de l'alcool soient moins désastreux que dans les pays tempérés. Les conclusions de Magnus Huss ne peuvent donc pas avoir grande valeur, puisqu'elles ne s'appliquent qu'à un seul groupe d'individus, vivant d'une façon tout à fait spéciale et sous un climat différent du nôtre.

Leudet (2) nie l'influence de l'alcoolisme, parce que chez 600 phtisiques, il n'a trouvé que 20 ivrognes. Or pourquoi chez ces 20 ivrognes, la tuberculose n'aurait-elle pas été engendrée par les excès de boisson ? Rien ne nous prouve le contraire. Le nombre en est très réduit, j'en conviens ; mais aussi ceux qui deviennent tuberculeux par toute autre cause que l'alcoolisme, sont ordinairement d'une constitution délicate qui ne leur permet pas de s'adonner à cette funeste passion.

Enfin Tripier (3) refuse à l'alcoolisme toute influence sur la production de la tuberculose, tout simplement parce qu'il ne se rappelle pas avoir vu d'exemple qui lui démontre le contraire.

---

(1) Magnus Huss. — *Alcoolismus chronicus.* Stockolm, 1852.

(2) Leudet. — Communicat. au Congrès de Lyon. *Gaz. médic. Lyon*, n° 19, p. 462, 1864.

(3) Tripier. — *Bulletin de Thérapeutique*, t. LXVII, p. 27.

Mais ce n'est pas là une raison suffisante, car son attention n'étant pas attirée sur ce point, il a pu fort bien méconnaître des cas probants.

Mais, comme nous l'avons déjà fait remarquer précédemment, ce n'est pas chez tous ceux qui sont soumis à son influence que l'alcoolisme donne naissance à la diathèse tuberculeuse. Le nombre des alcoolisés qui succombent à cette affection est même assez peu élevé. Pourquoi donc, sur plusieurs individus également adonnés aux boissons alcooliques, un ou deux seulement deviendront tuberculeux, tandis que les autres ne présenteront jamais le moindre symptôme de l'affection ? Il est certainement bien difficile, pour ne pas dire impossible, de répondre à cette question, et de déterminer d'une façon exacte les causes pour lesquelles tel alcoolisé devient tuberculeux. Cependant nous pouvons, d'après nos observations, donner quelques-unes des conditions qui paraissent jouer un rôle plus ou moins important.

Influence de la durée des excès. — Et tout d'abord, pour donner naissance à la diathèse tuberculeuse, il est nécessaire que les excès alcooliques datent de plusieurs années ; ainsi, dans presque toutes nos observations, le malade s'adonnait à la boisson depuis l'âge de 20, 25, 30 ans au plus tard, et cependant la tuberculose ne survenait ordinairement qu'à l'âge de 35, 40 et même 50 ans. Dans trois cas, l'affection a paru entre 20 et 30 ans ; mais aussi ces trois malades avaient contracté leurs habitudes de boisson à l'âge de 14 et de 15 ans.

Et même plusieurs fois (Observation II), les excès duraient depuis 20 ou 30 ans ; et il a fallu un redoublement de ces excès pour provoquer l'éclosion tuberculeuse.

Il est nécessaire que l'alcool ait le temps de modifier et de transformer l'organisme, pour le rendre propre à l'éclosion des tubercules.

C'est donc là une première condition qui élimine un nombre assez considérable d'alcoolisés, car beaucoup succombent à des affections intercurrentes, pneumonie, maladies du système nerveux, deux ou trois ans après qu'ils se sont adonnés à leur funeste passion.

Influence de la nature des boissons. — Mais toutes les boissons alcooliques absorbées à doses élevées ont-elles la même puissance pour donner naissance à la phtisie ? Nous avons vu, au chapitre de l'historique, que le Dr Launay (1), du Havre, attribuait une influence bien plus pernicieuse aux excès de liqueurs fortes, eau-de-vie, absinthe, qu'à ceux de vin ou de bière. Nous adoptons complètement son avis. En effet, parmi nos vingt tuberculeux, tous absorbaient de l'eau-de-vie à doses assez fortes. Un certain nombre, il est vrai, surtout les tonneliers, consommaient encore une grande quantité de vin ou de bière ; mais ceux-là aussi prenaient journellement des liqueurs fortes, tandis que nous n'avons pas de cas où le sujet observé ait pris exclusivement du vin ou de la bière ; il est donc tout naturel de tirer la conclusion énoncée plus haut. D'ailleurs, l'explication de ce fait est simple ; car le vin contenant tout au plus 10 0/0 d'alcool, un individu qui boira chaque jour cinq litres de ce liquide, ce qui est énorme, n'absorbera cependant qu'un demi-litre d'alcool, et la proportion est encore moins forte pour la bière. En outre, il est probable que l'alcool contenu dans le vin ou dans la bière, étant plus dilué, produit sur l'organisme des effets moins pernicieux que la même quantité de cette substance à l'état d'eau-de-vie.

Le Dr Garaudeaux (2), dans sa thèse, rapporte un fait qui confirme notre opinion : deux de ses malades, n'ayant bu que du vin pendant dix ans, n'ont eu aucun signe d'alcoolisme. Après ce temps, ils se sont mis exclusivement à l'eau-de-vie, et au bout de quelques années, ils étaient manifestement alcoolisés.

Constitution des ivrognes devenus tuberculeux. — Les sujets qui succombent à la forme classique de la phtisie pulmonaire sont ordinairement d'une constitution débile ; la plupart

---

(1) Launay. — *Union méd.*, 2e série, t. XIV, p. 337, 1862.
(2) Garaudeaux. — Thèse de Paris, p. 72, 1878.

du temps ils ont présenté pendant leur jeunesse des manifestations scrofuleuses très nombreuses, car on sait que la scrofule et la tuberculose ont bien des points de contact; et même quelques auteurs sont allés jusqu'à dire que la scrofule était la tuberculose de l'enfance. Chez eux, le moindre accident, un refroidissement, un travail plus assidu que de coutume suffisent pour provoquer l'éclosion des tubercules.

En est-il de même pour la phtisie des buveurs? Loin de là. Et d'abord il est rare qu'un individu, d'une constitution débile, s'adonne aux boissons alcooliques; de telles habitudes sont contractées plutôt par des hommes robustes, exerçant une profession pénible; tels sont les marins, les commissionnaires publics, les porte-faix. Et, en effet, si nous nous reportons à nos observations, nous verrons que deux ou trois malades seulement étaient d'un tempérament délicat; les autres, au contraire, dans leur jeunesse avaient joui d'une santé excellente, et très peu avaient présenté des manifestations scrofuleuses pendant leur enfance.

Age des malades. — L'âge du sujet, à l'époque où débute la tuberculose, est encore un point particulier sur lequel les auteurs mentionnés plus haut ont déjà attiré l'attention.

Le Dr Kranz (1), de Liège, prétend que chez les buveurs elle n'apparaît qu'à la période moyenne de la vie, après 40 ans; tandis que le Dr Lancereaux (2) avance un peu la limite et donne comme âge moyen de 30 à 50 ans. Le Dr Launay (3), au contraire, soutient que cette limite de 40 ans, adoptée par Kranz, n'est rien moins qu'établie, parce qu'il a vu la maladie en question chez deux jeunes sujets, d'une constitution vigoureuse tous les deux, âgés l'un de 27 ans, l'autre de 22 ans et n'offrant aucun antécédent tube uleux.

Si nous établissons la statistique de l'âge d'après nos observations, nous trouvons que sur vingt cas, la maladie est surve-

(1) Kranz. — *Gaz. des hôpitaux*, 1862.
(2) Lancereaux. — Article « Alcoolisme », Dict. Dechambre.
(3) Launay. — *Loc. citat.*

nue une fois après 60 ans, une fois après 50 ans, cinq fois après 40 ans, dix fois après 30 ans et trois fois après 20 ans, à 23, 24 et 25 ans. L'un de ces derniers, le nommé D..... (observation n° 6), était d'une constitution débile et avait eu, pendant son enfance, de nombreuses manifestations scrofuleuses ; les deux autres, un commissionnaire public et un tonnelier (observations n° 13 et n° 14), avaient d'abord joui d'une santé excellente ; mais, dès l'âge de 14 ans, ils s'étaient adonnés aux boissons alcooliques et en absorbaient de grandes quantités.

Pouvons-nous expliquer ce retard dans l'apparition de la tuberculose chez les alcoolisés ? Car on sait que cette affection, lorsqu'elle est produite par d'autres causes, fait le plus grand nombre de victimes parmi les jeunes gens de 20 à 30 ans. Voici l'explication que nous proposons :

La majorité des ivrognes ne s'est adonnée à cette funeste passion qu'après l'âge de 20 ans, beaucoup pendant leur séjour à l'armée, surtout s'ils habitent les colonies, et même un certain nombre ne commencent que plus tard, après l'âge de 25 ou 30 ans ; très peu font des excès dès leur adolescence ; ce sont ordinairement ceux qui y sont obligés par leur profession (tonnelier, commissionnaire public, etc.). Or, nous avons vu plus haut que les ivrognes, devenus tuberculeux, sont pour la plupart très robustes pendant leur jeunesse ; et, comme il est probable que l'alcoolisme donne naissance à la diathèse tuberculeuse en troublant les fonctions des différents appareils, et, par suite, en débilitant l'organisme, il en résulte qu'il faut un temps relativement long pour affaiblir cet organisme au degré suffisant pour amener l'éclosion des tubercules ; par là est démontrée l'apparition tardive de cette affection chez les ivrognes.

Mais, d'autre part, si, par exception, le malade a fait des excès dès l'âge de 15 ou 16 ans, les effets de l'alcool sur l'organisme étant plus intenses et plus funestes pendant la jeunesse, sept à huit ans suffiront pour modifier la constitution, et nous verrons le malade succomber à l'âge de 24 ou 25 ans ; ou si, encore par exception, l'alcoolisé est primitivement faible et délicat, l'éclosion tuberculeuse ne sera pas aussi tardive et se produira après deux ou trois ans d'excès. C'est le cas du nommé D..... (observat. 6).

Fréquence relative des tuberculoses dues à l'alcoolisme. — Quelle peut être la fréquence des cas de tuberculose engendrés par l'alcoolisme, par rapport aux cas dus aux autres causes? Cette question est certainement du plus haut intérêt. Malheureusement, il ne nous est pas possible, avec les seules données que nous possédons, de trouver à ce problème une solution exacte et précise; nous n'arriverons qu'à des chiffres approximatifs, résultat dû à des causes que nous allons signaler.

Et d'abord chez les femmes, les cas de tuberculose imputables à l'alcoolisme sont excessivement rares, du moins ceux qui sont connus. Nous en avons donné la raison dans le paragraphe qui précède nos observations. Pendant deux ans, dans un service de clinique médicale, nous n'avons pas eu l'occasion d'en trouver un seul cas certain; chez deux ou trois tuberculeuses nous avions de fortes présomptions pour croire à l'alcoolisme, mais l'aveu nous a manqué pour nous donner la certitude absolue.

Pendant ces deux dernières années, de 60 à 70 hommes ont été traités dans le service où nous avons recueilli nos observations; or, sur ces 70 cas de tuberculose, 20 sont dûs à l'alcoolisme; la proportion est donc à près de un pour quatre. Mais nous nous hâtons de faire remarquer que nous avons eu affaire à une classe spéciale, celle qui peuple les hôpitaux; il est certain que, dans les classes élevées, la proportion n'est plus la même, car les habitudes, le genre de vie sont essentiellement différents; d'ailleurs ce sont celles qui fournissent le plus de tuberculoses héréditaires; d'une part, le premier chiffre, celui des formes ordinaires de phtisie, augmentant, d'autre part, le second diminuant, car les alcoolisés sont moins nombreux, la proportion variera également et on trouvera que les cas de tuberculose alcoolique sont moins nombreux par rapport aux autres.

Symptomatologie. — Nous en avons fini avec l'étiologie; nous allons donc aborder la symptomatologie, et voir si elle diffère, et en quoi, de celle qui est décrite dans les traités de pathologie, au chapitre de la phtisie. Pour cela, nous allons encore consulter nos observations, de façon à pouvoir donner un tableau d'ensemble conforme aux descriptions particulières que contient chacune d'elles.

Dans le plus grand nombre des cas, le sujet atteint avait été auparavant exempt de toute affection pulmonaire ; dans six observations seulement, il avait contracté plusieurs bronchites dans les deux années précédentes.

La toux survient ordinairement sans cause connue ; le malade, il est vrai, indiquera toujours un point de départ, soit un refroidissement, soit une fatigue, soit un effort ; mais, la plupart du temps, c'est de la pure imagination. Cette toux est d'abord peu fréquente et sèche, et le malade, dans les premiers temps, n'y fait pas attention ; mais, peu à peu, loin de disparaître, elle devient plus forte, et, au bout d'un ou deux mois, survient une expectoration peu abondante, muqueuse, et transparente.

Parfois quelques filets de sang se trouvent mêlés aux crachats, mais rarement il y a eu des hémoptysies abondantes.

Bientôt le malade éprouve de la gêne de respiration, surtout au moment où il marche et où il travaille, puis des points douloureux ; ces points restent ordinairement localisés à un côté du thorax. Il maigrit, s'affaiblit de plus en plus, et, deux ou trois mois après le début, il est obligé de cesser tout travail.

C'est alors que l'expectoration devient plus abondante, mucopurulente, la dyspnée plus forte, la voix rauque et enrouée, et parfois, mais assez rarement, la déglutition est rendue très douloureuse par les ulcérations qui couvrent l'épiglotte.

Les bruits du cœur sont normaux. Le pouls est régulier, égal, mais fréquent ; il oscille ordinairement entre 100 et 110 le soir, 80 à 90 le matin. La fièvre est constante le soir, du moins à une période de la maladie déjà avancée ; elle est ordinairement de 38°5 à 39° ; d'ailleurs, le degré varie suivant la marche de l'affection ; si l'évolution est rapide, elle peut atteindre 40°, si elle est lente, elle ne dépasse pas 38°5 à 38°8.

M. Garaudeaux (1), dans sa thèse, indique que la fièvre, dans le cas de tuberculose alcoolique, est loin d'être constante ; cependant nous l'avons constatée chez nos 20 malades.

L'appétit est presque nul. Les vomissements sont fréquents ; ils proviennent soit le matin à jeun, et sont dus alors à l'alcoolisme, soit après les repas, à la suite de quintes de toux. Les sueurs et la diarrhée font aussi leur apparition, mais seulement dans les deux tiers des cas. Les symptômes caractéristiques de la péritonite tuberculeuse, douleurs, ballonnement du ventre, vomissements, etc., n'ont été constatés qu'une fois.

Le sommeil est souvent agité par des rêves, des cauchemars.

Les signes physiques, c'est-à-dire ceux qui sont constatés par la percussion et par l'auscultation, sont habituellement les mêmes que dans les formes ordinaires de la phtisie. Les sommets sont les premiers envahis et toujours l'un plus que l'autre. Au début inspiration rude, expiration prolongée, indiquant un léger degré d'induration : puis survient plus ou moins rapidement, suivant la marche de l'affection, le ramollissement du sommet, indiqué par les râles sous-crépitants.

Si la maladie évolue très rapidement, les lésions ne dépassent pas ce degré, mais c'est très rare ; nous l'avons constaté une seule fois, à l'observation 1 ; la plupart du temps, quelques semaines avant la terminaison, on observe à un ou même aux deux sommets, les symptômes de percussion et d'auscultation, caractéristiques de la présence d'une ou de plusieurs cavernes ; bruit de pot fêlé, râles cavernuleux, gargouillement, souffle caverneux, pectoriloquie, et même tintement métallique.

En ce dernier point, il est vrai, nous ne partageons pas tout à fait l'avis de M. Lancereaux, qui est indiqué dans la thèse de Garaudeaux. Pour lui, il est peu commun d'entendre du souffle et du gargouillement à l'auscultation, et comme conséquence, il prétend que l'expectoration est en général peu abondante, muqueuse, nulle quelquefois, rarement purulente.

Nous nous contentons pour le moment de signaler cette

(1) Garaudeaux. — Th. Paris, 1878, p. 76.

divergence d'opinion ; nous y reviendrons plus longuement, lorsque nous décrirons les lésions anatomiques.

Une seule fois (observation n° 14) nous avons constaté les symptômes du pneumothorax ; aussi, chez ce malade le phénomène prédominant fut la gêne de respiration.

Telle est, rapidement indiquée, la symptomatologie habituelle de la tuberculose alcoolique. En quoi diffère-t-elle de celle de la phtisie ordinaire ?

Les phénomènes principaux, les symptômes physiques, la toux, l'expectoration, la fièvre, les sueurs, la diarrhée sont identiques dans les deux cas. Quelques points de détail seuls les séparent. Ainsi l'hémoptysie, qui est un signe précurseur très fréquent dans la forme ordinaire de la phtisie, manque souvent chez les alcoolisés. La gêne de respiration existe dans les deux formes ; mais elle est ordinairement plus forte dans la tuberculose produite par les excès de boisson.

Enfin les accidents du côté du larynx, comme l'a déjà indiqué le Dr Launay (1), accompagnent presque sans exception les accidents pulmonaires. On peut facilement s'en rendre compte, par l'examen de nos observations ; dans la plupart, on trouvera que la voix du malade est devenue rauque et enrouée.

Quant aux symptômes de l'alcoolisme chronique, tels que athérome, agitation pendant le sommeil, tremblement des membres, gastrite chronique, il est évident qu'ils existent dans une forme et non dans l'autre ; mais à vrai dire, ils ne doivent pas rentrer dans le cadre de la tuberculose.

Les différences signalées plus haut, ne sont donc pas suffisantes pour que, par la symptomatologie seule, on puisse distinguer la tuberculose due à l'alcool des autres formes de cette affection.

Marche. — Si les symptômes sont, à peu de chose près, les mêmes que dans les autres formes de la phtisie, du moins leur date d'apparition et leur mode de succession, ou autrement dit la marche de la maladie, diffère beaucoup dans l'un et l'autre cas.

---

(1) Launay. — *Loc. citat.*

L'évolution est bien plus rapide dans la tuberculose des buveurs.

Déjà au chapitre de l'historique, nous avons vu que Kranz (1) de Liège avait décrit cette affection comme une forme de phtisie galopante, et qu'il avait proposé de lui donner la dénomination de *phtisie disséminée aiguë ;* que Lancereaux, tout en admettant dans la plupart des cas la forme galopante de Kranz, en avait cependant rencontré un certain nombre plus lents que les premiers dans leur évolution, mais n'ayant pas encore la durée de la phtisie ordinaire, et qu'il leur avait fixé approximativement une durée moyenne de six mois.

Les résultats que nous avons obtenus, concordent-ils avec ceux de nos prédécesseurs ? Sur 20 malades observés, 14 ont été suivis jusqu'à la terminaison ; en général, la marche a été bien plus rapide que dans les formes ordinaires de la phtisie. Une fois cependant, le sujet observé (observat. 6) toussait depuis deux ans et deux mois ; aussi chez lui, les poumons étaient le siège d'excavations, et la phtisie s'était présentée avec son cortège habituel de symptômes. D'ailleurs, comme nous l'avons déjà fait remarquer plus haut, dans le chapitre relatif à l'âge, ce malade était pour ainsi dire une exception à la règle. Quoique exempt d'antécédents héréditaires tuberculeux, il était cependant d'une constitution débile ; c'est ce qui explique pourquoi chez lui, l'affection n'a pas évolué comme chez les ivrognes devenus phtisiques.

Ce cas excepté, la maladie n'a jamais mis guère plus d'un an pour parcourir toutes ses phases ; dans un cas elle a duré 14 mois (observat. 9), dans trois cas 13 mois (observat. 4,11,12), dans un cas, exactement un an (observat. 7), dans un cas, 11 mois (observat. 13).

Viennent ensuite les observations dans lesquelles la marche peut être dite vraiment galopante.

A l'observation 10, la durée a été de 8 mois ; le malade, il est

---

(1) Kranz. — De la phtisie chez les buveurs. *Gazette des Hôpitaux*. 1862.

vrai, avait précédemment contracté plusieurs bronchites, mais chaque fois il avait parfaitement guéri ; à l'observation 15, elle a été de 6 mois ; elle a été une fois de 5 mois (observat. 14) ; une fois de 4 mois 1/2 (observat. 8), et enfin trois fois, elle a été de 3 mois (observat. 1,2, et 5). Il est vrai que le malade de l'observation 2 toussait depuis fort longtemps ; mais nous ferons remarquer qu'il était atteint d'emphysème pulmonaire et que sur cette affection, sont venus se greffer des tubercules, quelques mois avant la terminaison.

Les résultats que nous avons obtenus sont donc parfaitement identiques à ceux qu'indique Lancereaux ; comme lui, nous trouvons que dans tous les cas sauf un, la marche a été plus rapide que dans la phtisie ordinaire ; et comme lui, nous pouvons ranger nos observations au point de vue de l'évolution en deux catégories ; la première comprenant celles où la durée a été d'environ un an ; elles sont au nombre de sept. La deuxième celles où la durée n'a pas été de plus de six mois ; elles sont au nombre de six.

Est-ce à dire que dans ces derniers cas, il faille désigner l'affection sous le nom de phtisie aiguë, de phtisie galopante, comme l'ont fait Kranz (1) et Lancereaux (2) ? Nous ne le croyons pas ; car alors on pourrait la confondre avec la tuberculose aiguë ; or, comme on peut s'en rendre compte en lisant le chapitre précédent, les deux affections diffèrent essentiellement par la symptomatologie ; la première quelle que soit la rapidité de sa marche, se manifeste toujours par les symptômes de la phtisie chronique ; la deuxième est caractérisée par des phénomènes tout à fait différents et variables d'ailleurs suivant chacune des trois formes qui ont été décrites.

Lésions anatomiques. — *Poumons.* — Chez les treize sujets dont nous avons pu faire l'autopsie, nous avons toujours rencontré les lésions ordinaires de la tuberculose pulmonaire, c'est-à-dire des tubercules à la 1re, à la 2e et à la 3e période, en allant de la

(1) Kranz. — *Loc. cit.*
(2) Lancereaux. — *Loc. cit.*

base au sommet. Toujours les bases ont présenté des granulations miliaires, quelquefois lenticulaires ou pisiformes, assez également disséminées au sein du parenchyme pulmonaire, congestionné, ramolli, souvent altéré et parsemé de points noirâtres pigmentaires ; et nous avons remarqué que ces granulations étaient d'autant plus abondantes et qu'elles occupaient une étendue du tissu pulmonaire d'autant plus considérable, que la marche de l'affection avait été plus rapide. Dans la région moyenne, nous avons rencontré des tubercules à l'état de dégénérescence graisseuse ; dans les cas à marche lente seulement, nous en avons trouvé aux bases ; et enfin aux sommets, nous avons toujours constaté, sauf dans un cas (Observation I), l'existence de cavernes plus ou moins vastes, formées par le ramollissement des masses tuberculeuses ; en général, lorsque la maladie avait évolué rapidement, les dimensions des cavernes étaient très réduites. En somme, ces lésions sont exactement identiques à celles que l'on rencontre dans les formes ordinaires de la phtisie, et nous partageons complètement l'opinion que Lancereaux énonce dans les phrases suivantes : « Il serait important sans doute de pouvoir distinguer les granulations tuberculeuses engendrées par les excès alcooliques, de toutes celles qui ont d'autres causes. Mais, jusqu'ici, nous ne connaissons aucun caractère qui puisse fonder cette distinction ».

Dans aucun cas, nous n'avons rencontré les états inflammatoires spéciaux connus depuis les recherches de MM. Grancher et Thaon, et caractérisés par la présence du follicule tuberculeux.

D'ailleurs, nos résultats relatifs à la forme de la lésion concordent avec ceux qui ont été obtenus par M. Lancereaux. Lui aussi donne la granulation comme lésion caractéristique de la tuberculose des buveurs ; mais nous sommes en désaccord complet sur un second point assez important ; car, pour cet auteur, les tubercules arrivent très rarement à la 3e période, et, par conséquent, ne produisent presque jamais d'excavations par leur ramollissement, tandis que, de notre côté, douze fois sur treize cas, nous avons constaté l'existence de cavernes ou de cavernules au sommet. Dans un cas seulement, les sommets étaient parsemés de tubercules à l'état de dégénérescence graisseuse. D'ailleurs, chez ce malade, l'affection avait marché trop rapidement pour que les tubercules aient pu passer par leurs différentes phases.

Larynx. — Nous avons fait remarquer précédemment que conformément à l'assertion du Dr Launay (1), nous avions rencontré, chez presque tous nos tuberculeux, des accidents du côté du larynx, consistant habituellement en un simple enrouement. Est-ce à dire que nous devions trouver en aussi grand nombre les lésions de la laryngite tuberculeuse ? Non, certainement, car la congestion de la muqueuse suffit pour amener cette modification de la voix, tandis que la laryngite tuberculeuse est caractérisée par des douleurs au niveau du larynx, une gêne considérable de la déglutition et une disparition presque complète de la voix. Dans deux cas seulement (observat. 8 et 15), nous avons observé cet ensemble symptomatique ; aussi, à l'autopsie, avons-nous constaté la présence d'ulcérations tuberculeuses siégeant de préférence au niveau des cordes vocales.

Foie. — Le foie, chez nos alcoolisés devenus tuberculeux, a présenté deux lésions bien distinctes : un début de cirrhose, ou la dégénérescence graisseuse des cellules hépatiques ; dans cinq cas (observat. 1, 5, 7, 10, 15), la première lésion a été constatée ; dans les huit autres cas, c'est la seconde qui est signalée (observat. 2, 4, 6, 8, 11, 12, 13, 14). Pourquoi cette différence ? Pourquoi, dans tel cas, la cirrhose est-elle survenue plutôt que la dégénérescence graisseuse ? Nous ne saurions le dire. On a reconnu que la cirrhose survenait plutôt chez les buveurs d'eau-de-vie, tandis que les buveurs de vin et de bière étaient exposés de préférence à la dégénérescence graisseuse du foie.

LAUNAY. — *Union médic.*, 2e série, t. XIV, p. 337, 1862.

M. Garaudeaux (1), dans sa thèse inaugurale, a étudié spécialement les rapports de la tuberculose des buveurs avec la cirrhose, et voici quelles sont ses conclusions : La cirrhose dure non seulement moins de temps que la tuberculose, mais rarement elle remonte à un an ; en général, les premiers symptômes se manifestent de un à quatre mois avant la mort ; dans d'autres cas, elle est tout à fait méconnue et révélée seulement par l'autopsie. D'ailleurs, quand elle parcourt ses deux phases, sa durée est bien moins longue que la cirrhose qui ne s'accompagne pas de phtisie.

Elle ne fait donc son apparition qu'après la tuberculose. Sa forme est celle d'une cirrhose hypertrophique, au premier degré, arrêtée dans sa marche par les accidents pulmonaires ou autres de la phtisie.

La symptomatologie et l'état des lésions ne diffèrent en rien de ceux de la cirrhose qui ne s'accompagne pas de tuberculose, et si elle est souvent méconnue, c'est qu'elle est toujours de date assez récente.

Péritoine et intestin. — Dans un cas seulement (Observation VI), nous avons constaté les lésions de la péritonite tuberculeuse ; cette complication avait d'ailleurs signalé sa présence par les symptômes ordinaires qui la caractérisent.

Enfin, dans 4 ou 5 cas, la muqueuse intestinale, surtout au niveau de la valvule iléo-cœcale, présentait des ulcérations à dimensions variables *et de nature tuberculeuse*.

Pour achever l'étude de la tuberculose alcoolique, nous devrions nous occuper successivement du diagnostic, du pronostic et du traitement.

Mais ces questions étant à peu de chose près identiques dans la tuberculose des buveurs et dans les formes ordinaires de la phtisie, nous n'en dirons que quelques mots.

Diagnostic. — Relativement au diagnostic, il résulte de la symptomatologie, qu'au début il peut être plus difficile que dans

(1) Garaudeaux. — Th. de Paris, 1878, p. 79, 80.

les cas ordinaires de la tuberculose. Les antécédents du malade, son tempérament, sa bonne santé antérieure, son âge, pourraient, à un clinicien peu expérimenté, faire écarter le diagnostic de phtisie ; en outre, au début, les signes sont peu nets : à peine un peu de rudesse du bruit vésiculaire, ou une expiration légèrement prolongée, très rarement des hémoptysies, comme symptôme précurseur. Mais, dans ce cas, le malade doit être interrogé avec soin sur ses habitudes au point de vue du régime, et dans le cas d'excès alcooliques, on devra immédiatement songer à la tuberculose. Les signes de percussion et d'auscultation, les symptômes fonctionnels, toux, expectoration, etc., et surtout les troubles survenus dans l'état général permettront, même au début, de diagnostiquer sûrement cette affection.

Pronostic. — Le pronostic de la tuberculose, quelle que soit sa forme, est toujours très grave, sinon fatal ; il conserve donc ces caractères dans la tuberculose alcoolique, et même dans la plupart des cas, il est plus grave que dans les formes ordinaires de l'affection, en raison de la rapidité de l'évolution. Alors il est pour ainsi dire impossible d'enrayer la marche des tubercules ; tout au plus peut-on espérer adoucir les souffrances des malades.

Traitement. — Le traitement ne diffère pas de celui de la phtisie chronique. On doit s'appliquer à relever l'état général ; en second lieu, faire un traitement des symptômes, s'il y lieu.

Quant aux accidents nerveux qui peuvent survenir pendant l'évolution de la tuberculose, tels que agitation, insomnie, délirium tremens, on doit leur appliquer la thérapeutique ordinaire. Plusieurs auteurs sont partisans de la suppression complète de l'alcool ; mais nous ferons remarquer qu'une mesure aussi radicale peut amener les mêmes accidents que dans toutes les maladies fébriles, pneumonie, etc. ; nous croyons donc qu'il est plus prudent d'accorder au malade une quantité d'alcool modérée.

DEUXIÈME PARTIE

Pour terminer notre travail sur la tuberculose chez les buveurs, il nous reste un chapitre très important, celui de la pathogénie. Cette question est d'autant plus intéressante que, jusqu'alors, elle n'a été l'objet d'aucune étude spéciale ; à peine si les auteurs, qui se sont occupés de la phtisie alcoolique, ont consacré quelques lignes à la pathogénie de cette affection. Aussi nous avons l'intention de nous étendre assez longuement sur cette partie de notre sujet.

Mais, pour comprendre le mode d'action de l'alcool dans la production de la tuberculose pulmonaire, il est nécessaire de bien connaître les transformations que cette substance absorbée subit dans l'économie, les modifications qu'elle produit dans les différents appareils de l'organisme, et les conséquences qui en résultent pour l'état général du sujet.

Nous avons donc pensé qu'il serait très utile de donner, dans un chapitre préliminaire, les idées admises de nos jours sur ces différentes questions, et alors, après ce rapide exposé, nous pourrons aborder plus sûrement la question si complexe de la pathogénie.

Ce chapitre comprendra deux paragraphes bien distincts ; dans le premier, nous nous occuperons exclusivement de l'alcool, du trajet que cette substance parcourt dans l'économie et des transformations qu'elle y subit.

Dans le second paragraphe, nous passerons en revue les lésions produites par l'absorption souvent répétée de liqueurs alcooliques dans les différents appareils de l'organisme.

CHAPITRE PREMIER

I. — De l'alcool, de ses transformations dans l'économie

Peu de sujets ont été l'objet de plus de contestations scientifiques. Aussi, pour comprendre les théories admises aujourd'hui, il est nécessaire de jeter un coup d'œil en arrière et de donner un aperçu rapide des discussions dont il a été l'objet depuis 50 ans.

En 1839, dans sa thèse de concours, Royer-Collard (1) signalait l'élimination de l'alcool en nature par la voie pulmonaire et, se basant sur ce fait, admettait que cette substance traverse l'économie sans se transformer.

Huit ans plus tard, en 1847, Bouchardat et Sandras (2) émettaient l'opinion que l'alcool était brûlé dans l'organisme et converti en eau et en acide carbonique sous l'influence de l'oxygène. Mais pour ces auteurs, la combustion n'était pas immédiate, il se formait un produit intermédiaire, l'acide acétique.

Quelques années après, en 1852, l'illustre Liebig (3) apportait à la théorie de Bouchardat, un nouvel appui en la confirmant; et pour donner plus de valeur à son affirmation, il citait un grand nombre d'expériences concluantes. A partir de ce moment, Bouchardat et Sandras furent oubliés, et ce fut à Liebig qu'on rapporta l'honneur de cette théorie, et dès lors on la désigna sous le nom de théorie de Liebig.

---

(1) Royer-Collard. — Thèse de concours, 1839.

(2) Bouchardat et Sandras. — De la digestion des boissons alcooliques et de leur rôle dans la nutrition. *Annales de chimie et de physiologie*, Paris, 1847, p. 418.

(3) Liebig. — Chimie organique appliquée à la physiologie et à la pathologie. Traduction de Gerhardt, 1852.

Enfin Mialhe, en 1856, reprenant à nouveau l'étude des transformations de l'alcool, affirmait que cette substance, une fois dans le torrent circulatoire, passe à l'état d'acide acétique qui se combine avec les bases du sang. Puis il démontrait que les acétates formés subissent une nouvelle oxydation, et se transforment en carbonates éliminés par les urines.

Donc, jusqu'alors, à part Royer-Collard, tous les auteurs admettaient la combustion de l'alcool dans l'économie, et sa transformation en acide carbonique et en eau. Les divergences apparaissaient seulement, quand il s'agissait de savoir s'il y avait ou non formation de substances intermédiaires.

Viennent alors, en 1860, les recherches des médecins du Val-de-Grâce, Perrin, Duroy et Lallemand (1). Dans le but de contrôler les résultats obtenus par leurs prédécesseurs, ils expérimentent, et sont tout étonnés de retrouver de l'alcool en nature, dans le sang, les muscles, le foie, la rate, le liquide arachnoïdien, et surtout dans les gaz éliminés par les respirations pulmonaire et cutanée. Forts de cette découverte, ils rejettent absolument les conclusions admises jusqu'alors, et ils affirment, comme Royer-Collard, que l'alcool traverse l'organisme sans se transformer et est éliminé en totalité. Comme conséquence de cette théorie, ils devaient nécessairement refuser à l'alcool tout rôle alimentaire. C'est ce qu'ils firent.

Cependant l'opinion n'était pas complètement entraînée. En 1863, Baudot (2), s'appuyant sur de nouvelles recherches, critique les conclusions des auteurs précédents. Pour lui l'alcool est comburé et remplit le rôle d'un aliment d'épargne.

Enfin, en 1866 paraît le travail consciencieux de Hugo Schulinus (3), médecin russe, dont les conclusions servent de trait d'union entre la théorie de la non combustion et celle de

---

(1) Lallemand, Perrin et Duroy. — *Du rôle de l'alcool et des anesthésiques dans l'organisme.* Recherches expérimentales, Paris 1860.

(2) Baudot. — *De l'alcool, de sa destruction dans l'organisme. Union médicale*, 2e série, t. XX, 1863.

(3) Hugo Schulinus. — *Untersuchungen über die Vertheilung des Weinges im Thierischen organismus.* (Arch. der Heilkunde, 1866. t. II, p. 97).

la combustion totale de l'alcool. Après avoir fait nombre d'expériences, surtout sur les animaux, Schulinus admet : 1° Que l'alcool est *pour la plus grande partie*, brûlé dans l'organisme. 2° Que la quantité d'alcool non altéré, éliminé à cet état par la peau, le poumon et les reins, est extrêmement minime par rapport à la quantité absorbée.

En 1872-74, la question a été reprise de nouveau par plusieurs observateurs, parmi lesquels nous mentionnerons uniquement MM. Dupré et Anstie (1). Ces nouvelles recherches, faites avec un soin et une rigueur véritablement scientifiques, établissent que l'alcool brûle presque complètement ; on n'en trouve pas dans la sueur, à peine dans les fèces et le sang, et seulement des quantités très faibles dans les gaz expirés et dans les urines. C'est encore au même résultat que sont arrivés les docteurs Albertoni et Lussana (2).

Pour compléter cette série de travaux, nous devons encore mentionner la thèse du Dr Jaillet (3). Il admet également la production d'acide acétique comme précédant la formation de l'acide carbonique et de l'eau, et pour preuve de la facile combustion de l'acide acétique, il rapporte une expérience faite sur un chien de 11 kilogs ; après avoir injecté 4 grammes d'acétate de soude dans la vessie de cet animal, il n'a pu, quelques minutes après, déceler l'acide acétique dans 150 grammes de sang.

Enfin citons encore les leçons de pharmacologie du professeur Binz (4). Dans le chapitre sur l'alcool, M. Binz rapporte les résultats des dosages faits dans son laboratoire, sur la proportion d'alcool exhalée par les voies pulmonaires et celle excrétée par les urines.

---

(1) Dupré. — *Proceedings of Royal Society*, n° 133, p. 208, 1872.
Anstie. — *Final experiments of elimination alcool*, (The Practitionner, 1874).

(2) Albertoni et Lussana. — *Lo sperimentale*, nos 10 et 11, 1874.

(3) Jaillet. — *De l'alcool*, thèse Paris, 1884.

(4) Binz. — *Vorlesungen über pharmacologie*. 2e fascicule. Berlin, 1885. A. Hirschwald.

Chez le chien, il y aurait 1,9 pour 0/0 de l'alcool ingéré qui serait rendu par l'expiration, chez l'homme 1,6. Pour le rein, il y aurait chez le chien 1,57 et chez l'homme 1,17. Comme il n'a jamais trouvé dans l'urine ni aldéhyde, ni acide acétique, M. Binz pense que l'alcool est brûlé dans les tissus.

Cette idée de la combustion de l'alcool est si bien acceptée par les maîtres de notre école, que M. Bouchardat soutient encore aujourd'hui la théorie de la combustion qu'il avait formulée dès 1846. Écoutez le savant professeur en 1882 : « Quand la proportion d'alcool absorbé par l'estomac, et existant dans le sang est faible, la distillation stomacale est pour ainsi dire insensible, l'action de l'alcool sur les globules du sang est nulle ou peu apparente. Quand au contraire la dose d'alcool est trop forte, qu'une quantité relativement trop élevée, existe dans le sang, le liquide contenu dans les artères prend la couleur du sang veineux ; de l'alcool est éliminé en proportion notable par les poumons, non pas à l'état de pureté, mais associé à l'aldéhyde et à l'acétone, association qui rend si désagréables pour les voisins les exhalations pulmonaires des ivrognes. »

De tout ce qui précède, on peut conclure que l'alcool, lorsqu'il est pris à doses modérées, est brûlé pour la plus grande partie, et éliminé dans une très faible proportion. Mais si cette substance est absorbée à haute dose, comme dans l'ivresse, une partie assez notable échappera à une combustion rapide, et se retrouvera en nature dans le sang et les sécrétions. Ainsi plusieurs expérimentateurs ont retiré une grande quantité d'alcool du sang d'hommes ivres. Béchamp a signalé l'alcool dans le lait d'une nourrice qui avait fait des excès de boisson. Le Dr Charpentier, professeur agrégé à la Faculté de Paris, a constaté des phénomènes très accentués d'excitation nerveuse, chez un enfant allaité par une nourrice adonnée aux liqueurs alcooliques. La nourrice fut surveillée, rationnée, et les accidents disparurent.

Que les produits immédiats de la combustion de l'alcool, soient l'acide carbonique et l'eau, ou que l'alcool passe par une série de transformations successives, aldéhyde, acide acétique, acide oxalique, en réalité cela importe peu pour la compréhension de notre sujet. Le fait important pour nous, c'est que l'alcool pour brûler a besoin d'une certaine quantité d'oxygène, emprunté à la respiration et destiné à se combiner avec les matières hydrocarbonées du sang, d'où réserve de ces matières hydrocarbonnées.

Il nous est facile maintenant d'indiquer le trajet de l'alcool dans l'économie.

C'est généralement après son ingestion dans l'estomac, que l'alcool est absorbé, et cette absorption se fait en partie dans l'estomac même, et en partie dans l'intestin grêle, surtout si la quantité d'alcool est considérable. Magendie (1) a démontré que cette absorption se fait par les veines et non par les chylifères. C'est donc la veine porte qui amène au foie tout l'alcool absorbé par les veines de l'estomac et de l'intestin. Mais cet organe retient et fixe une notable proportion de cette substance, et il en contient encore longtemps après que le sang n'en renferme plus.

Dans le sang, l'alcool exsude des vaisseaux et imbibe les différents tissus. Les hématies eux-mêmes, qui sont autant de dialyseurs, s'imprègnent continuellement d'alcool tant que le sérum en contient. Il est permis aujourd'hui d'affirmer que l'alcool contenu dans le globule rouge, est brûlé en même temps que le sérum se débarrasse de l'excès de ce produit diffusible, au fur et à mesure qu'il en entre dans la circulation. Ce double phénomène d'endosmose et d'exosmose, existe incontestablement ; dès lors, on comprend que la quantité d'alcool inaltéré qui s'échappe par les divers émonctoires, est proportionnelle à la quantité qui pénètre dans le sang. L'alcool, parvenu dans le torrent de la circulation, est donc divisé en deux parties : l'une, la plus considérable, est convertie en acide carbonique et en eau ; l'autre, celle qui est contenue dans le sérum du sang, s'échappe peu à peu ou par le poumon, sous forme de vapeurs mélangées à l'air expiré, ou par le rein, mélangée aux urines,

---

(1) MAGENDIE. — *Précis élémentaire de physiologie*. 4e édit., t. II, p. 187.

ou enfin par la peau, au moyen des glandes sudoripares. Mais cette élimination n'est pas instantanée ; elle se fait peu à peu par petites quantités ; c'est ce qui explique pourquoi, pendant un certain nombre d'heures après l'absorption, on trouve de l'alcool non altéré, mélangé au sang.

II. — Lésions organiques produites par l'absorption souvent répétée de liqueurs alcooliques.

Notre but ici n'est pas de faire une étude complète de ces lésions, car alors un volume ne suffirait pas. Nous nous proposons d'en faire plutôt une simple nomenclature, en prenant successivement chacun des appareils de l'organisme. Ce sera suffisant, nous l'espérons, pour la compréhension de notre sujet.

1° Appareil digestif

Les organes digestifs, appelés à recevoir et à absorber les boissons spiritueuses sont, par ce fait même, plus que les autres viscères, exposés à l'action des agents alcooliques. C'est qu'aux effets de l'alcool pénétrant tous les tissus par la circulation, s'ajoute ici l'action topique d'une substance irritante sur la muqueuse digestive et sur celle de l'estomac en particulier. L'étude des altérations de cette muqueuse doit, par cette raison, précéder la description des modifications pathologiques des glandes annexes et des appareils organiques.

Estomac. — S'il est dilué, l'alcool active la circulation stomacale, et augmente modérément la secrétion du suc gastrique. Concentré, il congestionne vivement la muqueuse stomacale, et peut même produire des ecchymoses. L'irritation est bien plus vive si l'estomac ne contient pas d'aliment.

L'abus de l'alcool produit du côté du même organe des troubles importants à connaître ; la muqueuse stomacale surtout présente des lésions et des désorganisations très graves. Cette muqueuse, chez les vieux alcoolisés, est épaissie, mamelonnée ; elle est grisâtre, ardoisée, indurée sur certains points, ramollie sur d'autres ; en outre, chez quelques-uns, elle est érodée et même ulcérée ; mais alors dans ce cas, nous avons affaire à la gastrite ulcéreuse, dont nous allons parler. En outre l'estomac conserve rarement ses dimensions normales ; d'une façon générale, la dilatation se rencontre de préférence chez les grands buveurs de bière, tandis que le rétrécissement appartient plutôt aux buveurs d'eau-de-vie.

Mais l'inflammation n'est pas la seule lésion que l'on rencontre dans l'estomac des alcoolisés ; on y trouve assez souvent aussi des ulcérations de la muqueuse. Beaucoup plus rare que la gastrite alcoolique simple, cette gastrite ulcéreuse a été très bien décrite par Lancereaux (1) et elle a fait l'objet d'un travail important de M. Leudet (2) de Rouen. Cet auteur établit d'une manière très nette, que l'abus des boissons alcooliques est une cause manifeste de l'ulcère simple de l'estomac. Cet ulcère coïncide avec l'infiltration purulente sous-muqueuse ; il peut être aigu ou chronique, mais ne diffère pas quant aux symptômes de l'ulcère simple habituel.

Intestin. — Les troubles de l'intestin, comme ceux de l'œsophage, sont généralement moins étudiés ; cependant on a signalé chez les alcoolisés, les alternances de constipation et de diarrhée ; on a indiqué également l'entérite ulcéreuse, avec coliques, tension de l'abdomen, diarrhée colliquative mêlée d'évacuations hémorrhagiques et dysentériformes.

De ces lésions anatomiques du tube digestif, il résulte que chez les ivrognes, la nutrition est profondément altérée, par suite des troubles survenus dans la digestion. L'appétit devient irrégulier ; il finit par se perdre ; des gaz se développent dans l'estomac qui le distendent, et donnent lieu à un météorisme plus ou moins considérable ; des sensations diverses, pincement,

---

(1) Magendie. — Art. alcoolism[illegible] Dictionnaire encyclopédique.

(2) Leudet. — *Des ulcères de l'[illegible]mac à la suite de l'abus des alcooliques*, Rouen 1863.

tiraillement, de la cuisson, de la douleur même, sont éprouvées par les malades au niveau de la région épigastrique ; et bientôt apparaît l'un des symptômes digestifs les plus caractéristiques, la pituite, triste lot des ivrognes. En même temps, a bouche est amère, la langue pâteuse, quelquefois sèche et fendillée, la soif vive, et pour la satisfaire le malade retombe dans ses funestes habitudes.

Dans le cas de gastrite ulcéreuse, les troubles fonctionnels sont encore plus graves : tels sont une douleur intolérable au creux épigastrique, de la dyspepsie, des vomissements formés tantôt par les aliments absorbés, tantôt par du sang rouge provenant de l'ulcération d'un vaisseau.

Les intestins participent aux mêmes désordres. Les malades éprouvent des coliques, des borborygmes ; il y a de la douleur surtout à la région ombilicale, et dans quelques cas une diarrhée séreuse ou une constipation opiniâtre.

Foie. — Le foie est de toutes les glandes annexes du tube digestif, celle qui subit le plus souvent l'influence des alcooliques, car nous avons vu plus haut que l'alcool apporté par la veine porte, y passe en totalité et qu'une partie s'y arrête même pendant un certain temps. Il est d'abord le siège de congestions répétées, qui bientôt donnent lieu à des lésions générales ; ces lésions sont de deux ordres ; suivant qu'elles intéressent la trame de substance conjonctive, ou qu'elles atteignent immédiatement les cellules propres de l'organe, elles constituent une cirrhose ou une stéatose, la première, d'après Peter (1), surtout chez les buveurs d'eau-de-vie (l'action étant plus rapide) ; la deuxième, chez les buveurs de vin. Aussi les Anglais ont-ils donné à la cirrhose le nom de maladie des buveurs de gin.

La stéatose est la lésion qui consiste dans une infiltration graisseuse des cellules hépatiques elles-mêmes ; elle est fréquente chez les alcoolisés et se rencontre à des degrés

---

(1) PETER. — *Cliniq. méd.*, t. II, p. 96.

fort divers. Tantôt, surtout lorsqu'elle atteint un degré avancé, elle est parfaitement reconnaissable pendant la vie : l'abaissement du bord antérieur du foie, l'augmentation de volume de cet organe reconnue à l'aide de la palpation et de la percussion, l'absence de douleur, certains troubles digestifs, tels que un développement de gaz exagéré pendant la digestion stomacale, un état de sensibilité anormal, des selles rares et argileuses, tel est l'ensemble symptomatique qui paraît le mieux se rapporter à l'état gras du foie.

Cet état gras du foie, qui est toujours proportionnel aux excès alcooliques, ainsi que l'a prouvé Peters (1) de New-York, d'après soixante-dix autopsies d'ivrognes qu'il a pratiquées, n'est pas dû à une véritable dégénérescence, mais bien plutôt, suivant Frerichs (2), à une accumulation de graisse déposée dans les cellules hépatiques. Il est du reste à remarquer que cette accumulation de graisse ne se borne pas au foie, mais qu'elle s'étend à tous les organes, et principalement à ceux qui sont contenus dans la cavité abdominale. L'épiploon surtout et le mésentère se chargent de graisse, et les buveurs d'alcool présentent un embonpoint qui contraste avec les troubles survenus dans les fonctions digestives.

La cirrhose est constituée par une surabondance non plus de la matière grasse, mais du tissu cellulaire fibreux avec atrophie de la substance propre du foie. Presque tous les auteurs admettent que dans la majorité des cas, cet état pathologique du foie est produit par l'alcoolisme ; tels sont, Frerichs (3), Magnus Huss (4), et en France, Andral (5), Becquerel (6), Lancereaux. Les lésions de la cirrhose alcoolique sont exactement les mêmes que celles de la cirrhose atrophique. Quant aux troubles fonctionnels, ils intéressent surtout les fonctions

---

(1) PETERS. — New-York, *Journal of New-Science*, vol. III, n° 7.
(2) FRERICHS. — *Trait. pratique des maladies du foie*, p. 250.
(3) FRERICHS. — *Klinik der Leberkrankheit.* Vol. II, p. 293, 1858.
(4) MAGNUS HUSS. — *Loc. citat.*
(5) ANDRAL. — *Clinique méd.*, 4ᵉ édit. Paris, 1839, p. 410.
(6) BECQUEREL. — *Arch. de méd.*, 1840, 3ᵉ série. t. VIII, p. 56.

de la nutrition et de la digestion ; appétit faible, digestions languissantes, pénibles ; des gaz développés dans le tube digestif distendent l'estomac et les intestins. Constipation à peu près constante. Parfois gastrorrhagies et épistaxis.

Mais nous devons encore ajouter un détail particulièrement important, c'est que Leudet a vu, à la suite d'excès alcooliques, survenir l'ictère grave avec ramollissement jaune aigu du foie, et que d'autre part, on constate dans le foie des ivrognes des altérations qui semblent être intermédiaires entre la dégénérescence graisseuse et la cirrhose, telles que le foie muscade.

Rate. — La rate présente également des altérations, car l'alcool absorbé par les vaisseaux passe dans cet organe et de là par la veine porte se rend dans le foie ; c'est ce qui explique les inflammations du tissu de la rate que l'on rencontre chez les buveurs. Le parenchyme est plus mou, plus diffluent qu'à l'état normal ; en outre la capsule fibreuse est ordinairement épaissie et recouverte de plaques crétacées, ossiformes.

Reins. — Les lésions rénales produites par l'alcool sont plus rares que celles du foie. Pourtant on a signalé la fréquence et le rapport étiologique qui relie l'abus des spiritueux à la maladie de Bright. Par ordre de fréquence, les lésions dues à l'alcoolisme chronique sont la dégénérescence et l'atrophie.

2° Appareil de la respiration

Si le tube digestif est fréquemment affecté en raison du rôle qu'il joue dans l'ingestion des boissons alcooliques, les poumons, qui sont un des organes d'élimination de l'alcool présentent, pour cette raison, des altérations sérieuses et très manifestes. Ces altérations résultent de l'irritation produite par le passage de l'alcool. Aussi, il est bien démontré que l'usage prolongé et immodéré des liqueurs fortes favorise le développement des affections pulmonaires en général. Ces affections sont d'abord de la congestion occupant, de préférence, le bord postérieur et la base de l'organe ; le parenchyme prend une coloration brunâtre, il devient parfois le siège d'une infiltration hémorrhagique (Fabre) (1). Cet état est caractérisé par de la dyspnée, de la toux, une expectoration muco ou séro-sanguinolente, de la diminution du murmure vésiculaire avec râles sous-crépitants. Au bout d'un certain temps ces congestions répétées, conduisent au catarrhe chronique et à l'emphysème.

Mais, outre ces altérations chroniques, MM Grisolle (2), Laborderie-Boulou (3) ont démontré que des excès de boisson, longtemps continués, provoquent parfois des accidents aigus, tels que apoplexie, pneumonie. Cette pneumonie s'accompagne presque constamment d'une inflammation considérable de la muqueuse bronchique (pneumonie catarrhale). Elle évolue hâtivement, occupe ordinairement les sommets du poumon, et se complique fréquemment d'adynamie.

D'après Magnus Huss (4), on rencontre assez fréquemment chez les ivrognes des indurations du poumon consécutives à un état de phlegmasie chronique ; c'est même sur la présence de ces indurations qu'il s'est basé, pour prétendre que ces noyaux indurés étant des tubercules desséchés, l'alcoolisme, loin de donner naissance à la diathèse tuberculeuse, était, au contraire, une condition de guérison pour les personnes qui en étaient atteintes.

Enfin, l'inflammation de la plèvre est, ainsi que celle du parenchyme pulmonaire, relativement fréquente chez les buveurs et, en particulier, chez ceux qui s'exposent habituellement au froid. En outre, chez ces derniers, la marche de cette affection est plus lente et l'épanchement devient fréquemment purulent.

En somme, chez les ivrognes, on rencontre ordinairement un état inflammatoire soit aigu, soit chronique, de l'appareil respiratoire.

---

(1) Fabre. — De l'alcoolisme pulmonaire, *Gaz. des hôpitaux*, 1868, p. 493.
(2) Grisolle. — *Trait. de la pneumonie*, 2e édition.
(3) Laborderie-Boulou. — *De la pneumonie consécutive à l'intoxicat. alcool.*, Paris, 1859.
(4) Magnus-Huss. — *Loc. citat.*

3° Appareil de la circulation

L'abus des alcooliques produit sur l'innervation du cœur une excitation continuelle qui donne naissance à des palpitations. Mais les lésions anatomiques sont beaucoup plus importantes. Sous l'influence de la stimulation prolongée due à l'alcool, le cœur commence par s'hypertrophier ; puis, peu à peu, la graisse envahit cet organe, et la dégénérescence adipeuse remplace l'hypertrophie. C'est ce qui a été parfaitement indiqué par Magnus Huss (1) : « L'hypertrophie du cœur, dit-il, subit des modifications graduelles en proportion des progrès de l'alcoolisme. Au moment où la graisse commence à se déposer dans les organes, ce dépôt s'effectue aussi dans le cœur, d'abord à la surface, puis dans le tissu musculaire qu'il atrophie par refoulement. Au premier aspect, ces cœurs chargés de graisse paraissent hypertrophiés, mais, à un examen plus attentif, on trouve que la fibre musculaire est atrophiée, et remplacée par de la graisse. C'est l'augmentation de cette dernière substance qui détermine l'augmentation de volume. La cavité du ventricule gauche est le plus souvent dilatée, et cette dilatation est due à l'insuffisance d'énergie de la fibre musculaire pour lutter contre la tension du sang ». A l'appui, nous allons citer le compte-rendu d'une autopsie d'un ivrogne, rapporté par Duménil et Pouchet (2) ; nous ne donnerons que ce qui a rapport au cœur :

Cœur volumineux, flasque ; il s'affaisse complètement ; son tissu offre la couleur feuille morte ; il présente une infiltration graisseuse extrêmement prononcée, et, en outre, une dégénérescence graisseuse typique des fibres musculaires. Celles-ci, examinées au microscope, sont, pour la plupart, infiltrées de matière granuleuse foncée, disposée à l'interieur du myolemme, en traînées longitudinales très distinctes, les stries transversales ayant en partie disparu.

---

(1) Magnus Huss. — *Loc. cit.*

(2) Duménil et Pouchet. — *Gaz. hebd. de méd.*, 1862, p. 23.

Les symptômes observés sont d'abord ceux d'une légère hypertrophie ; palpitations, dyspnée, auxquels succèdent bientôt ceux de la dégénérescence graisseuse.

Ces désordres n'ayant rien de particulier, il importe pour pouvoir les relier à la cause qui leur a donné naissance, d'être renseigné sur les antécédents des malades et sur leurs habitudes.

Artères. — Magnus Huss signale chez les buveurs dans l'aorte thoracique et les artères cérébrales principalement, l'existence de plaques disséminées dites athéromateuses. Cette relation entre l'athérome et l'alcoolisme, est parfaitement exacte ; ces plaques d'athérome sont surtout nombreuses au niveau de la crosse de l'aorte ; il est inutile de signaler ici les conséquences qu'entraine après elle cette dégénérescence athéromateuse, car elles sont parfaitement connues.

Veines. — La veine porte et l'artère pulmonaire sont plus que tous les autres vaisseaux veineux soumis à l'influence pathogénique des liqueurs spiritueuses. En effet, on a constaté des phlébites adhésives de la veine porte chez des individus adonnés aux boissons alcooliques. Le sang se coagule dans cette veine, et il en résulte un arrêt de la circulation qui, agissant consécutivement sur le foie, doit pouvoir modifier profondément la structure de cet organe. C'est à cette affection que l'on a donné le nom de pyléphlébite adhésive. Sur cinq cas de cette maladie contenus dans le traité des maladies du foie du Dr Budd (1), il en est quatre qui se rencontrent chez des ivrognes. L'unique observation que rapporte Frerichs (2), est encore celle d'un buveur de longue date.

L'inflammation adhésive peut envahir d'autres veines que la veine porte ; mais elle est rare, sauf toutefois pour l'artère pulmonaire. C'est M. Lancereaux qui, le premier, a découvert cette relation et qui la signale : 1° Dans la *Gazette médicale*

(1) Budd. — *Traité des maladies du foie*, p. 180, 3e édition.
(2) Frerichs. — *Loc. citat.*, p. 656.

1862, et dans l'article Alcoolisme du *Dictionnaire encyclopédique.*

Le sang lui-même présente des altérations très importantes chez les alcoolisés. La principale est l'état graisseux de ce liquide, état qui existe accidentellement après l'ingestion d'une assez forte quantité d'alcool. Au microscope, on aperçoit une grande quantité de granulations moléculaires, dont on reconnaît bientôt la nature graisseuse. Le sérum, dans ces conditions, prend un aspect laiteux, et le sang garde une teinte blanchâtre. Magnus Huss et d'autres observateurs non moins dignes de foi, ont explique cet état particulier du sang en disant que les globules rouges subissent la dégénérescence laiteuse. Mais il y a probablement là une erreur d'observation ; il n'est pas admissible non plus que ce soit l'alcool qui, en se modifiant d'une manière particulière dans la circulation, donne naissance à de la graisse. On peut s'expliquer très bien la présence des granulations graisseuses, quand on se rappelle que la graisse émulsionnée qui pénètre dans le sang avec le chyle, n'est pas brûlée, pendant tout le temps que ce sang renferme de l'alcool.

Enfin, MM. Duménil et Pouchet (1) ont constaté dans le sang d'un alcoolisé une augmentation notable des globules blancs ; la quantité de ces derniers, disent-ils, peut être estimée, sans exagération, à 1/4 ou 1/5 du nombre total des globules sanguins.

Un autre auteur, Engel (cité par Magnus Huss), signale, chez certains buveurs, la diminution de la masse du sang et de la quantité de fibrine, ce qui fait qu'on trouve le sang liquide dans le cœur et les gros vaisseaux.

La déformation des globules a été trouvée dans le sang des buveurs par Klincke (2), qui les a vus rétractés et exprimant, en quelque sorte, leur matière colorante dans le plasma. Or, M. Donné a rencontré cette déformation des globules dans les cas où la nutrition était profondément altérée.

---

(1) Duménil et Pouchet. — *Loc. cit.*

(2) Klincke. — *Untersuchungen über die Verkungen, etc.* Braunschweig, 1848.

4° Système nerveux

A vrai dire, les lésions engendrées par l'alcoolisme dans le système nerveux, sont très importantes; mais, puisque leur connaissance n'est pas nécessaire pour la compréhension de notre sujet, nous ne ferons que les énumérer rapidement.

L'intoxication alcoolique, à l'état aigu, donne naissance à l'ivresse avec ses différents degrés ; à l'état chronique, elle produit différentes lésions anatomiques dont les principales sont la congestion, les hémorrhagies, le ramollissement, soit par thrombose, soit par embolie, la pachyméningite et la périencéphalite diffuse. Les troubles fonctionnels se rapportent à ces lésions anatomiques ; on peut les diviser en 1° troubles de la motilité comprenant : le tremblement, l'affaiblissement musculaire, la parésie des membres se rapprochant de plus en plus de la paralysie ; 2° troubles de la sensibilité, parmi lesquels nous citerons la céphalalgie, l'insomnie, l'hyperesthésie, les modifications des sens spéciaux, amblyopie dégénérant parfois en une véritable amaurose, bourdonnements d'oreille, sensations bizarres de contact, etc. ; 3° les troubles de l'intelligence très variés et très nombreux, changement de caractère, modification des facultés morales, hallucinations et lypémanie alcoolique, delirium tremens.

CHAPITRE II

PATHOGÉNIE

Les lésions organiques produites par les abus de boissons, dans les différents appareils, et les transformations que subit l'alcool dans l'économie étant connues, nous sommes à même d'aborder la question si ardue de la pathogénie.

Et d'abord, il nous semble logique de consulter les opinions des différents auteurs, et dont quelques-unes sont déjà rapportées au premier chapitre de notre travail. Un grand nombre d'entre eux affirment cette influence sans chercher à l'expliquer.

Paravoine (1) est le premier en date (1830) qui ait donné son avis sur le mode d'action de l'alcoolisme ; pour lui, les excès préparent l'organisme aux tubercules, par la débilité croissante, etc.

Vient ensuite Broussais (2) 1838, qui, comme nous l'avons déjà indiqué, rattache la production des tubercules à ce qui est pour lui la cause unique de toute manifestation tuberculeuse à l'irritation.

Ce sont là les deux grandes théories auxquelles, comme nous allons le voir, se rallièrent presque tous les successeurs de ces deux pathologistes.

---

(1) Paravoine. — *Loc. cit.*

(2) Broussais. — *Histoire des phlegmasies chroniques*, 1838.

Ainsi Trousseau (1) admet les deux influences. « L'alcoolisme débilite, dit-il ; toute affection qui débilite peut entraîner la tuberculisation. On conçoit que sous l'influence de la débilité d'une part, et sous celle de l'irritation constante du poumon d'autre part, la tuberculose se développe. »

MM. Marty (2) et Pellerin (3) partagent l'opinion de Trousseau. Bergeron (4) paraît plutôt donner la préférence à la deuxieme hypothèse seule, celle de l'irritation. « Sur quelque point que porte l'action de l'alcool, dit-il, toujours on voit les tissus atteints passer par les trois phases de fluxion, d'inflammation et de transformation plastique ou régressive. »

Pour M. Lancereaux, l'abus des boissons alcooliques « agit vraisemblablement comme un irritant à l'égard des parois des vaisseaux capillaires, ou des ramuscules bronchiques ; ce serait donc un irritant local. »

Kranz de Liège est du même avis que MM. Lancereaux et Bergeron, et le Dr Longeaud, dans sa thèse qui traite « de l'influence de l'alcool sur le développement de la tuberculose, spécialement chez les aliénés », expose cette théorie de Kranz avec beaucoup de détails. D'après lui, les poumons des alcoolisés passent par trois phases successives : 1° Une exagération fonctionnelle d'où congestion active. 2° Une insuffisance fonctionnelle d'où congestion passive et stâse sanguine. 3° Une perturbation organique d'où cachexie progressive et formation d'une suffusion séreuse imbibant les parois des vésicules et les rendant plus épaisses. Les tuniques des vaisseaux sont également envahies par cet épaississement et deviennent très friables. Comme conséquence, survient une exsudation d'éléments complexes : sérum, mucosités, épithélium, lymphe plastique. Il en résulte une formation de dépôts qui ne tarderont plus à subir certaine dégénérescence atrophique, que M. Longeaud

(1) Trousseau. — *Clinique médicale*, t. II, 1868, p. 387.
(2) Marty. — Thèse Paris, 1873.
(3) Pellerin. — *Loc. cit.*
(4) Bergeron. — *Rapport sur la répression de l'alcoolisme*, 1871.

est porté à considérer avec Virchow, comme le point de départ des tubercules.

Mais la première hypothèse, celle de la débilitation produite par l'alcoolisme, réunit également un certain nombre d'adhérents.

M. Damaschino (1) est au nombre de ces derniers ; en se reportant aux symptômes de l'alcoolisme, il ne peut s'empêcher d'accorder quelque importance à ces troubles des voies digestives si prononcés chez les buveurs, et il est tout disposé à voir dans leur gastrite chronique, dans leur inappétence habituelle, une cause d'affaiblissement suffisante pour altérer gravement les fonctions nutritives.

M. Peter (2), dans sa clinique médicale, soutient la même opinion ainsi que M. Bouchard (3), dans les leçons sur les maladies infectieuses recueillies par M. Landouzy.

« La preuve, dit ce dernier, que c'est bien par un procédé de nutrition amoindrie et retardante que se développe la tuberculose, c'est que les diverses maladies dont la pathogénie ressortit tout entière à la nutrition retardante, se terminent par la tuberculose avec une fréquence bien faite pour surprendre tout esprit qui ne saisirait pas le pourquoi et le comment de pareilles issues. »

Comme on peut s'en rendre compte par ce court aperçu historique, le mode d'action de l'alcoolisme dans la production de la diathèse tuberculeuse, a été jusqu'ici très peu étudié ; quelques auteurs seulement se sont occupés de cette question, mais tous se sont contentés d'émettre leur opinion sans la discuter.

Nous n'avons certes pas la prétention de réparer complètement cette omission, mais du moins nous essaierons de mettre en lumière quel est le véritable rôle de chacune de ces deux influences, inflammation pulmonaire et imperfection de la nutrition, dans la production de la tuberculose consécutive aux

(1) Damaschino. — *Éti[illegible]gie de la tuberculose*. Th. agrégat., 1872, p. 163.
(2) Peter. — *Clinique mé[illegible]cale*, t. II, p. 14.
(3) Bouchard. — *Revue de médecine*, 1881, p. 57.

excès alcooliques. Pour cela nous allons discuter séparément chacune de ces deux théories, et dans nos conclusions nous déterminerons la part qui doit être attribuée à chacune d'elles.

1° Théorie de l'inflammation

Les partisans de cette théorie admettent que la tuberculose chez les alcoolisés, est produite par l'inflammation du tissu pulmonaire. Pour que nous puissions vérifier l'exactitude de cette explication, nous devons démontrer d'abord que l'inflammation des divers tissus qui forment l'appareil respiratoire, est constante chez les buveurs, et en second lieu, que cette inflammation est la cause directe de l'éclosion tuberculeuse.

Or, dans le chapitre précédent, nous avons décrit les lésions produites dans le poumon par le passage de l'alcool et nous avons indiqué que d'une façon générale, ces lésions peuvent être ramenées à une seule, l'inflammation soit aigüe, soit chronique, des bronches, du parenchyme pulmonaire et des plèvres. Chez les alcoolisés, il est vrai, ces diverses inflammations, par leur mode d'évolution et surtout par leur terminaison, peuvent être différenciées des lésions analogues survenant chez des individus non soumis à l'influence alcoolique. Mais ces différences de caractères ne sont d'aucune importance pour notre sujet : car l'inflammation alcoolique, au point de vue de l'anatomie pathologique, est identique à l'inflammation survenant chez un individu sain. Nous n'avons donc plus qu'à résoudre le second problème, c'est-à-dire à déterminer si l'inflammation peut précéder la tuberculose, lui préparer le terrain, favoriser ou provoquer son apparition.

Cette question, toute simple qu'elle puisse paraître, a cependant été l'objet de bien des divergences d'opinion entre les auteurs qui se sont occupés de l'étiologie de la phthisie pulmonaire, et aujourd'hui encore, quoique la science ait élucidé bien des points obscurs se rapportant à cette affection, les avis sont encore partagés sur la relation qui existe entre l'inflammation et l'apparition des tubercules.

Mais avant de chercher à résoudre ce problème, il est nécessaire de jeter un coup d'œil en arrière, et de donner un aperçu rapide des nombreuses discussions auxquelles il a donné lieu. Nous commencerons aux œuvres de Laënnec et de Broussais. On trouverait sans doute de nombreux documents dans les écrivains antérieurs. « Les médecins, dit Grisolle (1), ont presque de tout temps, attribué une grande part à l'inflammation, pour expliquer le développement des tubercules pulmonaires. Sans vouloir remonter bien loin, je puis citer Morton, qui regarde la phthisie comme étant très fréquemment produite par la pneumonie ; cette opinion était acceptée par la plupart des médecins de son époque. Dans le dernier siècle, Avenbrugger et son illustre commentateur, ainsi que Stoll, ont également soutenu que la pneumonie dégénérait parfois en indurations, en squirrhes, en tubercules. Pujol rapportait surtout l'origine des tubercules à une inflammation lente ».

La phthisie inflammatoire avait donc été étudiée par des hommes de valeur avant Laënnec (2) et Broussais (3).

Le premier, dans son *Traité de l'auscultation médiate*, consacre un chapitre tout entier à la question suivante : Les tubercules sont-ils un produit de l'inflammation? Ainsi l'importance de ce problème n'échappe pas à Laënnec ; fidèle à sa méthode sévère, il laisse de côté les aperçus à priori et les observations incomplètes, et il ne sort pas de l'analyse positive et minutieuse des faits.

Il examine successivement et séparément si la péripneumonie aigüe ou chronique, si le catarrhe, si la pleurésie peuvent, chacun de leur côté, donner naissance à des tubercules. Pour la pneumonie aigüe, Laënnec admet volontiers que l'inflammation du poumon peut quelquefois y hâter l'éclosion des tubercules, mais seulement chez des malades prédisposés par une cause inconnue, mais bien certainement autre que l'inflam-

(1) GRISOLLE. — *Traité de la pneumonie*, 2e édition, 1864.
(2) LAENNEC. — *Traité de l'auscultation médiate*, p. 309.
(3) BROUSSAIS. — *Histoire des phlegmasies chroniques*, 1838.

mation. Quant à la pneumonie chronique, Laënnec nie absolument que les tubercules puissent être la terminaison de ce processus inflammatoire. Il refuse également au catarrhe bronchique toute action déterminante sur la production des tubercules pulmonaires. On voit souvent, il est vrai, un catarrhe être le premier symptôme d'une tuberculose commençante, mais dans ce cas, ce n'est pas le catarrhe qui a engendré les tubercules, ce sont au contraire les tubercules qui ont donné naissance au catarrhe. Combien d'hommes s'enrhument perpétuellement sous l'influence des variations les plus légères de température, et qui cependant parviennent à un âge très avancé, avec tous les symptômes d'un catarrhe chronique.

« Je ne voudrais pas conclure de ce fait sur lequel j'aurai occasion de revenir, dit Laënnec, que le catarrhe pulmonaire soit un préservatif contre le développement des tubercules : mais je crois pouvoir en conclure qu'il n'en est pas la cause, et je crois que tout praticien qui examinera cette question attentivement et d'une manière suivie et impartiale, conviendra que si l'on voit quelquefois la phtisie chez les personnes très sujettes à s'enrhumer, un bien plus grand nombre d'entre elles ne deviennent point phtisiques ; et qu'on voit au contraire beaucoup de sujets dont le premier rhume n'est autre chose que le catarrhe concomitant de la phtisie, et est produit sans doute par l'irritation que les tubercules exercent comme corps étrangers sur le poumon. Pour moi, je crois pouvoir dire, d'après tout ce que j'ai vu en ce genre, depuis que j'exerce la médecine : « Malheur à l'homme qui s'enrhume pour la première fois à l'âge de vingt ans et avant celui de soixante ».

Si l'on consulte les différents travaux de Laënnec sur la phthisie, on verra que pour lui la matière tuberculeuse se forme dans le sang par un vice de nutrition, et qu'elle est déposée dans le parenchyme des poumons, indépendamment de tout mouvement inflammatoire.

Broussais (1), dans l'*Histoire des phlegmasies chroniques*,

(1) Broussais. — *Histoire des phlegmasies ou inflammations chroniques*, 1838.

soutient une opinion tout à fait opposée à celle de Laënnec. Les deux adversaires défendent leur conception avec véhémence et conviction.

« M. le Dr Basignan, dit Broussais, a provoqué des sécrétions tuberculeuses dans les poumons de plusieurs animaux, en injectant dans les bronches du gaz irritant. Ce fait serait décisif pour un homme de bonne foi ; mais Laënnec, au lieu de s'y rendre ou de le discuter, prend le parti de le nier, avec assaisonnement de quelques sarcasmes sur l'irritation. Son organisation cérébrale ne lui a pas permis de prendre une juste idée de ce phénomène, quoiqu'il en ait bien cherché la définition dans les ouvrages de physiologie. Il n'a pas même pu la trouver dans les deux premières éditions l'*Examen*. Voilà la prévention.

Mais voyons comme il traite ici la question de l'inflammation par rapport aux tubercules... » Et alors, procédant plutôt par affirmation que par argumentation, Broussais déclare contre Laënnec, que la pneumonie chronique, le catarrhe, la pleurésie peuvent déterminer la production de tubercules. Et il termine en disant que ce mot d'irritation si malmené par Laënnec, servira toujours, en attendant mieux, à découvrir les moyens prophylactiques des tubercules ; et, en écartant les causes irritantes occasionnelles, que son adversaire reconnait avec lui, on arrivera immédiatement à diminuer le nombre des victimes de l'état tuberculeux.

Ainsi, pour Laënnec, les tubercules sont des productions étrangères et vivant d'une vie spéciale ; pour Broussais, les organes irrités à un degré donné finissent par devenir tuberculeux lorsqu'ils y sont prédisposés.

Andral (1), sans se prononcer d'une façon bien nette, serait disposé à admettre plutôt les idées de Broussais que celles de Laënnec.

Cruveilhier (2), après avoir défendu Laënnec, se dégage petit

(1) ANDRAL. — *Clinique médicale*, 4e édition.
(2) CRUVEILHIER. — *Traité d'anatomie pathologique générale.*

à petit de ses premières croyances, et, d'alternative en alternative, devient le défenseur fervent de la nature inflammatoire du tubercule.

Cependant, en France, d'une façon générale, la victoire était restée à Laënnec ; les parties merveilleuses de l'œuvre avaient entraîné dans leur triomphe les chapitres les plus discutables, tandis que les exagérations de Broussais avaient discrédité ses conceptions les plus vraies et les plus puissantes.

Tandis que la médecine française conservait ainsi la foi en Laënnec, les allemands reprenaient les idées de Broussais et les rééditaient, en y ajoutant des descriptions microscopiques avec un cachet plus scientifique et plus saisissant.

Le mémoire de Reinhardt (1), en 1850, fut le premier manifeste de cette révolution d'outre-Rhin ; il portait pour titre : *Etude sur l'identité des dépôts tuberculeux avec les produits inflammatoires.* Pour lui, la tuberculose est une inflammation qu'il n'y a pas lieu de différencier de l'inflammation ordinaire.

Viennent ensuite les travaux de Virchow, qui admet, comme Reinhardt, que les infiltrations tuberculeuses de Laënnec ne sont que des inflammations ; ce sont des inflammations catarrhales aboutissant à la caséification. Mais son œuvre principale fut la distinction entre la phsisie produite par les tubercules, et la phtisie liée aux hépatisations caséeuses, distinction qui a donné naissance à de nombreux travaux sur la phtisie, ayant pour objectif la question de l'unité ou de la dualité. Nous n'avons pas à retracer ces luttes, puisque cette dernière question est en dehors de notre sujet.

Il nous reste donc à donner l'opinion des cliniciens actuels sur l'inflammation prétuberculeuse. Nous serons d'ailleurs aidés dans cette tâche, par un travail d'un médecin des hôpitaux de Paris, M. Hanot (2), qui, il y a deux ans, a fait sur cette

---

(1) Reinhardt. — *Ubereinstimmung der tüber Kelblagerung, etc.* (Annal. de Charité. Berlin, 1850).

(2) Hanot. — *Rapports de l'inflammation avec la tuberculose.* Th. agrégat. Paris 1883.

question une thèse très complète pour le concours de l'agrégation.

Avant tout, nous devons d'abord signaler les expériences très curieuses faites récemment par un physiologiste allemand, M. Max Schüller (1). Si ces recherches expérimentales étaient confirmées, l'inflammation prétuberculeuse y trouverait certainement de solides assises. Voici en quoi consistent ces expériences :

M. Max Schüller a pratiqué sur des chiens et des lapins, de nombreuses inoculations, par injection dans la trachée de particules de crachats et de tissu pulmonaire tuberculeux, suivies le jour même d'un traumatisme expérimental d'une contusion du genou.

L'arthrite consécutive a le maximum d'intensité dans le cas d'inoculation de crachats ; elle est remarquable, par la présence dans le tissu de la synoviale, de groupes de cellules fusiformes ou étoilées, au centre desquels se trouve une cellule géante, à noyaux multiples. Or rien de pareil dans le cas de traumatisme simple, même plusieurs fois répété.

Pour M. Schüller, l'épanchement de sang que la contusion produit dans la jointure, serait l'occasion de la localisation des substances infectieuses en circulation dans le sang. Ces substances, suspendues et non dissoutes dans le sang, ne seraient autres que les micrococcus, constatés par Klebs dans les produits tuberculeux. L'injection directe de matières diverses dans les jointures provoque une arthrite simple et suppurative ; seule, l'injection de micrococcus obtenus par culture, provoque l'arthrite tuberculeuse.

Quoi qu'on pense de l'interprétation, ajoute M. Hanot, le fait lui-même, si on l'accepte, est pour nous du plus vif intérêt.

Ainsi, chez un animal rendu tuberculeux, ou pour mieux dire, chez lequel on a déterminé en quelque sorte la dyscrasie, la diathèse tuberculeuse, une inflammation pratiquée artificiel-

(1) SCHULLER. — *Exper. und histol. über die ebstch. Centralb.* 1881.

lement en un point, appelle, fixe dans ce point les manifestations anatomiques de la diathèse. On dirait, en se plaçant au point de vue parasitaire, que la dilatation des vaisseaux due à la phlegmasie, attire dans le point enflammé en plus grand nombre, les agents infectieux et les y laisse séjourner plus longtemps, augmentant encore leur puissance d'action locale.

Encore une fois, si les résultats obtenus par M. Schüller sont confirmés par les recherches ultérieures, on aurait là, laissant de côté toute interprétation, la démonstration expérimentale que l'inflammation chez des individus en puissance de diathèse est au moins l'un des éléments qui règlent la localisation du tubercule.

Après la physiologie expérimentale, c'est la clinique que nous allons consulter; ses enseignements paraîtront souvent incomplets, contradictoires, mais l'on ne saurait s'en étonner sur un sujet si délicat et si complexe.

Nous passerons successivement en revue l'influence de l'inflammation des différents tissus qui composent l'appareil de la respiration, bronches, parenchyme pulmonaire et plèvre; car chacun de ces tissus est irrité, soit d'une façon aiguë, soit d'une façon chronique, par l'élimination de l'alcool, et nous avons chez les sujets adonnés aux liqueurs fortes, des bronchites, des pneumonies, des broncho-pneumonies et des pleurésies.

Inflammation des bronches. — L'influence de l'inflammation des bronches sur le développement de la phtisie pulmonaire a été généralement admise, et l'ancienne expression de rhume négligé consacrait cette croyance. Nous avons vu plus haut que déjà cette question avait été violemment agitée par Laënnec et Broussais. Malgré Laënnec, la majorité des médecins défend l'influence provocatrice de la bronchite aiguë, et certaines statistiques sont sans réplique ; sur 603 cas de phtisie, Scott et Alison (1) ont noté 207 fois, que la bronchite par refroidissement avait été la cause occasionnelle de la ma-

(1) Scott et Alison. — *On pulmonary Consumption*. London, 1860.

ladie. Beau (1), dans des leçons cliniques reproduites par la *Gazette des Hôpitaux*, affirme avoir constaté sept fois sur dix, la succession des phénomènes catarrheux et tuberculeux.

« Nous passons rapidement sur la laryngo-bronchite, disent MM. Hérard et Cornil (2), tout ce que nous avons dit précédemment de l'influence fâcheuse du refroidissement sur la production et la marche de la phtisie, peut s'appliquer à l'inflammation de la muqueuse des voies respiratoires, puisque c'est surtout en déterminant cette inflammation qu'agit le refroidissement. Nous répétons seulement ici que nous n'en connaissons pas qui agisse plus puissamment sur le développement de la tuberculose. L'expression populaire de rhume négligé consacre le fait étiologique, pour nous incontestable, bien qu'exagéré par les malades. Avec Beau, nous préférons la dénomination de rhume dégénéré, qui montre mieux la succession des phénomènes catarrheux et tuberculeux. Nous n'avons pas besoin de faire remarquer que, quoique fréquente, cette influence de la laryngo-bronchite est relativement rare. si l'on tient compte du grand nombre d'individus qui contractent une phlegmasie de la muqueuse des voies respiratoires, sans devenir phtisiques. Aussi, chez ceux qui se tuberculisent, faut-il toujours supposer une *prédisposition* à la maladie, héréditaire ou innée. »

M. Jaccoud (3) est encore plus explicite sur ce point. Pour lui, la formation du tubercule n'est point un acte isolé et indépendant de tout autre élément pathologique ; c'est le résultat d'un travail d'irritation, qui a pour expression et pour agent la congestion, le catarrhe ou l'inflammation ; seulement au lieu de produits inflammatoires communs ou indifférents, ce travail irritatif, en raison du *terrain qu'il occupe*, et de la diathèse qui le domine, engendre le produit spécial qui a nom tubercule. Il résulte de là que la formation des premiers tubercules est un acte de seconde étape, qui a été nécessairement précédée d'une

(1) Beau. — *Loc. citat.*
(2) Hérard et Cornil. — *De la phtisie pulmonaire*, p. 64, 1867.
(3) Jaccoud. — Leçons de clinique méd., faites à l'hôpital Lariboisière, 1872.

phase courte ou longue d'irritation congestive ; c'est cette hypérémie qui est l'acte initial, l'acte générateur.

Ainsi pour M. Jaccoud comme pour MM. Hérard et Cornil, l'inflammation joue un grand rôle dans le développement de la tuberculose ; mais encore faut-il que le tissu enflammé soit un terrain spécial, un terrain prédisposé.

Par contre, Andral (1) et Villemin (2) regardent les bronchites qui précèdent quelquefois la phtisie, comme indifférentes au développement de cette maladie, ou comme de simples manifestations d'une tuberculose latente.

On s'est demandé si les phtisies consécutives aux bronchites, diffèrent de la phtisie héréditaire, ou de celles qui débutent autrement, si les lésions sont des granulations miliaires ou des broncho-pneumonies caséeuses, que l'on pourrait considérer comme la conséquence directe du froid sur les organes pulmonaires, l'inflammation revêtant la forme caséeuse en vertu de la constitution particulière des sujets atteints.

Niemeyer (3), et en général tous les auteurs allemands adoptent cette dernière opinion, qui cadre si bien avec la théorie de la pneumonie caséeuse. Mais MM. Hérard et Cornil font justice de cette allégation, et dans tous les cas où ils ont pratiqué l'autopsie des malades auxquels Niemeyer fait allusion, ils ont rencontré les granulations tuberculeuses.

La phtisie consécutive aux bronchites ne présenterait donc, au point de vue des lésions anatomiques, aucune particularité remarquable.

M. Peter (4) ne nie point que les bronchites aiguës répétées et les bronchites chroniques, conduisent à la tuberculisation pulmonaire ; mais il ne veut pas que la tuberculisation dérive directement de la phlegmasie locale, ni que le tubercule soit

---

(2) Andral. — *Cliniq. méd.* 3e édit., 1834, t. IV.

(3) Villemin. — *Etudes sur la tuberculose*, 1868.

(1) Niemeyer. — *Leçons cliniques sur la phtisie pulmonaire.* (Traduct. Cullmann, 1867).

(2) Peter. — *Cliniq. méd.*, t. II, p. 201.

un produit d'inflammation ou d'irritation comme le disait Broussais.

La doctrine de la phtisie par inflammation, dit M. Peter, pèche par la base : le fait suivant nous servira d'exemple et de preuve. Et il cite l'exemple d'un cuisinier, vivant dans un local étroit, peu aéré, dans de très mauvaises conditions au point de vue hygiénique, et en outre adonné aux boissons alcooliques. Cet homme vient à l'hôpital, et à l'auscultation on constate tous les signes d'une bronchite et d'un emphysème ; cependant il présentait l'état général d'un tuberculeux et plusieurs autres symptômes encore ; ce n'est qu'au bout de deux ou trois mois, qu'on parvient à découvrir à un sommet, par l'auscultation, les symptômes de ramollissement.

« Eh bien, ajoute M. Peter, est-ce la bronchite qui l'a rendu tuberculeux ? ou bien est ce parce qu'il était tuberculeux, qu'il avait de la bronchite ? Tels sont les termes d'un grand procès encore pendant, et qui le sera longtemps, toujours peut-être, car à peine est-il jugé dans un sens, qu'on recommence à l'instruire dans un autre. Pour nous, il n'y a pas de doute ; le tubercule fait l'inflammation et non l'inflammation le tubercule. » Et dans le cas particulier, M. Peter démontre que la maladie n'avait pas débuté par une inflammation, comme il le semblait, mais que les troubles généraux de la santé existaient bien auparavant et que, par conséquent, il faisait déjà des tubercules dans ses poumons avant d'y faire de la phlegmasie.

L'inflammation non plus que l'hémorrhagie, ne fait le tubercule ; c'est le tubercule qui fait l'hypérémie, laquelle fait ou peut faire l'inflammation ou l'hémorrhagie. Et il en est du tubercule comme de toute lésion diathésique ; ainsi que la tuberculose, la scrofule, la goutte, la syphilis, dans leurs manifestations locales, provoquent ou peuvent provoquer l'inflammation ou l'hémorrhagie. L'inflammation est un fait morbide banal qui résulte de la présence de quelque chose qui irrite ».

Mais si M. Peter refuse à l'inflammation de la bronchite toute influence sur l'éclosion des tubercules, il s'empresse d'ajouter que cette même bronchite provoque la tuberculisation pulmonaire non pas directement, mais très indirectement par *inanitiation respiratoire*, c'est-à-dire par la diminution de la quantité d'air qui arrive au poumon. Et il entreprend de démontrer cette nouvelle théorie.

« Que la tuberculisation des poumons puisse suivre une inflammation des bronches, dit-il, la chose n'est pas douteuse, et cela Broussais l'avait vu, mais il l'avait mal interprété. Il ne s'ensuit nullement, en effet, que la tuberculisation soit un produit d'inflammation, voire même d'irritation, comme le disait Broussais, ou d'un processus irritatif, comme le disaient en deux mots au lieu d'un Virchow, et les néo-broussaisiens ; c'est un effet de débilitation générale ou d'épuisement de l'organisme par entrave à l'hématose. D'ailleurs, en discutant la théorie broussaisienne, on n'arrive qu'à des invraisemblances ».

Et l'auteur continue en démontrant ces inconséquences de la théorie, car, d'après lui, si la phlegmasie des bronches entraînait la tuberculisation, par une modification dans le travail morbide, allant de la phlogose à la tuberculisation, il faudrait que le lieu anatomique où se fait le tubercule, fût le même que celui où siégeait la phlogose généralisée de ce tubercule. Or, le territoire envahi par le mal est absolument différent. La phlegmasie des bronches siège dans la membrane muqueuse ; le tubercule dans la paroi de l'alvéole pulmonaire ; et les vaisseaux, la texture, la nutrition, comme les fonctions, sont absolument différents cà et là. De sorte que tout devient incompréhensible dans l'hypothèse de Broussais et des néo-broussaisiens.

Il nous reste à indiquer une troisième explication de l'action de la bronchite sur le développement de la diathèse tuberculeuse. Elle a été donnée par M. Debove (1), dans ses leçons sur la tuberculose pulmonaire, recueillies par Faisans. Mais cette explication n'a de valeur qu'autant qu'on admet la théorie bacillaire.

---

(1) Debove. — Leçons sur tubercul. pulm., recueillies par Faisans. *Progrès méd.* 1883.

L'inflammation des voies respiratoires, d'après lui, doit être citée en première ligne comme prédisposant à la phtisie. La bronchite est d'abord simple, mais la tuberculose ne tarde pas à lui succéder. Les partisans de la spontanéité de la tuberculose, peuvent soutenir que la bronchite était d'abord simple, qu'elle est devenue tuberculeuse sous l'influence de la diathèse, c'est-à-dire d'un état général qui fera que, sous l'influence des causes les plus diverses et les plus banales, des tubercules pourront éclore dans l'organisme ; mais on ne conçoit guère que cette bronchite généralisée fasse éclore des tubercules seulement en un point limité. Si au contraire, on admet la théorie bacillaire, l'explication est toute naturelle ; il est probable que la bronchite expose à la tuberculose, parce que les sécrétions bronchiques offrent aux bacilles un excellent milieu de culture, et que la desquamation de l'épithélium ou sa résistance moindre permet facilement leur inoculation.

Quant au parasite, il est si commun, si répandu dans les salles d'hôpital et dans tous les points où les hommes sont agglomérés, que tout individu atteint de bronchite court un véritable danger, qu'il doit se mettre autant que possible à l'abri de la contagion.

Pour mieux faire comprendre sa pensée, M. Debove compare ce qui se passe dans ce cas avec ce qui se produit dans le cas d'érysipèle, maladie également contagieuse et parasitaire.

Un sujet ayant une plaie simple non compliquée, on l'engage à garder la chambre et à ne pas sortir, de peur qu'il ne contracte un érysipèle, parce que la plaie offre une porte d'entrée à cette affection. Il en est de même d'un sujet atteint de bronchite ; il a une plaie bronchique ; il est dans les conditions où il sera facilement inoculé, si par hasard le parasite de la tuberculose pénètre dans ses voies respiratoires. Aussi, est-ce pour les sujets atteints de bronchite, que le séjour de l'hôpital est particulièrement dangereux ; car nulle part les germes parasitaires ne se présentent en plus grand nombre. Nous disons même que le grand danger de la contagion existe presque exclusivement pour les sujets atteints de bronchite.

En résumé, presque tous les auteurs sont d'accord pour reconnaître à la bronchite une influence sur la production de la tuberculose pulmonaire ; mais une influence secondaire, puisqu'ils rangent cette affection au nombre des causes simplement prédisposantes ; c'est-à-dire que chez un individu fort et robuste, jamais une simple bronchite n'engendrera de tubercules, tandis que chez un sujet affaibli, épuisé par d'autres causes, elle hâtera l'éclosion de la diathèse.

Quant à l'explication de cette influence, les avis diffèrent et actuellement on peut les distinguer en trois principaux :

1° Celui des partisans de la spontanéité de la tuberculose ; pour eux c'est l'inflammation qui donne naissance aux tubercules. M. Damaschino (1) résume parfaitement cette opinion : « Sans méconnaître les causes d'erreur, tenant à l'existence de bronchites tuberculeuses, on peut, croyons-nous, surtout lorsqu'il s'agit de sujets forts et d'une bonne santé antérieure, se demander si les bronchites répétées n'ont pas pris une certaine part dans le développement de la phtisie ; il est permis d'admettre que ces phlegmasies fréquentes, en appelant sur l'appareil respiratoire un afflux sanguin anormal, ont exercé une réelle influence, sinon dans le développement de la tuberculose, du moins sur sa localisation dans le parenchyme pulmonaire ».

2° Celui de M. Pe[illegible] : la bronchite agit, non par l'inflammation, mais par inanitiation respiratoire, c'est-à-dire en diminuant la quantité d'air qui arrive au poumon.

3° Celui des partisans du parasitisme de la tuberculose : cette affection étant produite par les bacilles, ceux-ci ne peuvent se fixer sur la muqueuse respiratoire que si elle est dépourvue d'épithélium par l'inflammation.

Arrivons maintenant aux autres lésions [illegible]roduites dans l'appareil respiratoire par l'alcoolisme chronique, c'est-à-dire

---

(1) DAMASCHINO. — *Loc. citat.*

la pneumonie catarrhale et la pneumonie franche, et voyons quel rôle jouent ces lésions dans le développement des tubercules.

Broncho-pneumonie. — L'influence phymatogène de la broncho-pneumonie est peut-être encore plus facile à discuter que celle de la bronchite.

Il est en effet d'observation journalière que les broncho-pneumonies à résolution lente, se continuent souvent en tuberculose pulmonaire, quoiqu'on pense de la nature réelle de la broncho-pneumonie initiale. Cela s'applique d'ailleurs principalement aux broncho-pneumonies secondaires.

« La rougeole, la coqueluche, la fièvre typhoïde, la diphtérie à reliquats pulmonaires, dit M. Jaccoud, donnent lieu dans la majorité des cas, ces deux dernières surtout, à une broncho-pneumonie simple subaigüe ou chronique. Mais si les individus sont en état de prédisposition héréditaire, innée ou acquise, ces maladies peuvent être le point de départ d'une tuberculose pneumonique : conséquemment les lésions broncho-pneumoniques, qui survivent à ces affections, doivent être tenues pour simples ; elles imposent à la fois une inquiétude légitime et une intervention active ».

MM. Hérard et Cornil sont du même avis : « D'autres affections qui présentent une manifestation pulmonaire congestive ou phlegmasique, sont également suivies de tuberculose. Nous citerons la rougeole et la coqueluche. Tous ces faits se prêtent un mutuel appui, et ils témoignent de l'action toute puissante des excitations de la muqueuse des voies respiratoires sur le développement de la tuberculose pulmonaire ».

Pour M. Damaschino, l'importance de la broncho-pneumonie est plus considérable encore que celle de la bronchite. D'ailleurs nous trouvons cette cause nettement signalée par la plupart des auteurs que nous avons déjà cités à propos de la bronchite.

M. Roger (1) a observé des tuberculoses consécutives dans

(1) Roger. — *Dict. encyclopédique des sc. méd.* Art. Broncho-pneumonie, p. 84.

des cas de broncho-pneumonies indépendantes de la rougeole et de la coqueluche.

Pneumonie. — Il ne nous reste plus qu'à discuter l'influence de la pneumonie lobaire sur l'apparition des tubercules. Déjà nous avons vu que Laënnec déniait toute relation causale entre ces deux affections. Après Laënnec, Louis (1) fait des recherches sur la même question. Or, sur quatre-vingts phtisiques qu'il a interrogés relativement à leurs maladies antérieures, il n'en a trouvé que trois qui eussent éprouvé auparavant une pneumonie. C'était à dater de cette époque qu'on avait noté chez eux la toux et l'expectoration ; quatre autres malades accusaient aussi une pneumonie, 3, 6 et 17 années avant l'apparition des premiers symptômes de la phthisie. Depuis ce moment, et bien que leur constitution fût débile, ils n'avaient plus cependant été sujets à contracter des rhumes.

« Pour connaître exactement, dit Grisolle (2), les rapports qui pourraient exister entre les tubercules pulmonaires et la pneumonie, j'ai interrogé 72 phtisiques sur les maladies qu'ils avaient éprouvées avant leur entrée à l'hôpital ; or, sur ces 72 malades, deux avaient eu une pneumonie plus ou moins grave et bien caractérisée, trois ou quatre ans avant les premiers symptômes de la phtisie ; leur rétablissement avait été complet. Deux autres avaient eu une pneumonie dix-huit mois ou deux ans auparavant, et c'est à dater de cette époque qu'ils ont commencé à éprouver de la dyspnée, de la toux et un peu d'amaigrissement. »

MM. Hérard et Cornil (3), partagent l'opinion des auteurs précédents. « L'influence qu'exerce la pneumonie sur la production et la marche des tubercules est assez restreinte. Il existe, sous ce rapport, une différence considérable entre l'inflammation des bronches et celle du tissu pulmonaire lui-même. Il ne s'agit pas de la pneumonie développée pendant la tubercu-

---

(1) Louis. — *Recherches sur la phthisie pulmonaire*, 2e édit., 1843.
(2) Grisolle. — *Trait. de la pneumonie*, 2e édition, 1864.
(3) Hérard et Cornil. — *De la phtisie pulmonaire*, 1867, p. 641.

lisation. Celle-là est très commune et fait partie intégrante de la maladie. Il est simplement question de la pneumonie franche et aiguë, qui s'est déclarée un temps plus ou moins long avant toute manifestation tuberculeuse. Eh bien, les faits recueillis montrent très rarement l'inflammation du poumon parmi les maladies qui ont précédé directement la tuberculose ; environ sept à huit cas sur 100 phtisiques, et encore, dans quelques-uns de ces cas, le rapport de causalité est loin d'être démontré. »

Damaschino (1) est du même avis que les auteurs précédents, tandis que Pidoux (2) professe une opinion opposée.

Mais en présence des chiffres donnés par Louis (3), Grisolle, Hérard et Cornil, nous devons certainement conclure avec eux qu'il est rare de voir la pneumonie provoquer l'éclosion des tubercules, même chez des sujets prédisposés. Nous sommes en opposition, il est vrai, avec Williams (4) et Stockes (5), mais l'opposition est plus apparente que réelle. Nous admettrons en effet volontiers, avec ces auteurs, qu'à une pneumonie de longue durée peut succéder la tuberculose ; mais ces cas sont susceptibles d'autres interprétations peut-être plus rationnelles. On peut se demander d'abord si le tubercule ne préexistait pas et si l'on n'a pas pris la cause pour l'effet. C'est encore une supposition plausible d'admettre que la tuberculose n'a pas été provoquée par l'inflammation pneumonique elle-même, mais par le retentissement qu'elle a eu sur toute l'économie, et les troubles de nutrition qui en sont la conséquence. Restent donc les cas où la pneumonie paraît réellement cause déterminante, Williams est fort explicite à cet égard, et nous lui laissons la responsabilité de sa citation : « Une inflammation pulmonaire de nature spéciale ou encore modifiée par un traitement négligé et mal approprié, peut, dit-il, dégénérer en phtisie ».

(1) Damaschino. — *Loc. cit.*
(2) Pidoux. — *Etudes générales et pratiques sur la phtisie*, 2e édit., 1874.
(3) Louis. — *Recherches sur la phtisie pulm.*, 2e édition, 1843.
(4) Williams. — *On the nature and Treatment of pulmonary Consumption. The Lancet*, 1868, t. II.
(5) Stockes. — *A Treatises on the Diseases of the Chest*, Dublin, 1830.

Tel est, brièvement résumé, l'état de la science sur la question des rapports de l'inflammation et de la tuberculose pulmonaire. Nous avons admis l'opinion de la majorité. Mais, pour contrôler nos résultats, il ne sera pas inutile, croyons-nous, de consulter nos observations, et d'en tirer les renseignements qu'elles peuvent nous fournir sur cette question. Or, sur nos vingt malades, sept seulement (observat. 2, 6, 10, 12, 13, 15, 18) ont présenté, deux ou trois ans avant l'apparition de la tuberculose, des accidents inflammatoires du côté de l'appareil respiratoire, et chez tous, ce fut la muqueuse bronchique qui fut atteinte, et il n'y eut ni pneumonie ni broncho-peumonie. Les treize autres n'avaient jamais toussé avant le début de la tuberculose ; il résulte de cette statistique que l'inflammation pulmonaire produite par l'alcool n'ayant pas été constante, n'a pu, par conséquent, donner naissance par elle-même aux tubercules, puisque, dans treize cas, elle n'existait pas, ou du moins était tellement insignifiante qu'elle n'était signalée par aucun symptôme ; tout au plus a-t-elle pu jouer le rôle de cause prédisposante dans les sept cas où cette inflammation a été très nettement constatée, conclusion qui concorde parfaitement avec celles que nous avons données plus haut.

En somme, il résulte de notre étude que le processus inflammatoire n'est pas la voie par laquelle l'alcoolisme agit pour produire la tuberculose pulmonaire.

Deux des lésions inflammatoires, la bronchite et la pneumonie catarrhale, ont bien une action presque universellement admise, celle de provoquer l'éclosion du tubercule, de mettre le feu aux poudres, comme le dit Fonssagrives, mais il est nécessaire qu'elles agissent chez des individus prédisposés par d'autres causes plus puissantes.

Leur rôle est donc secondaire ; il n'est même pas constant. Bien plus important est celui de la cause que nous allons essayer de mettre en relief dans le chapitre suivant.

2° Théorie de la débilitation

Dans cette deuxième théorie, admise à l'exclusion de la première, par un certain nombre de cliniciens, entre autres MM. Peter, Damaschino, Bouchard, ce n'est plus l'inflammation du parenchyme pulmonaire, mais l'affaiblissement de l'organisme produit par l'alcoolisme, qui est la cause directe de l'éclosion des tubercules.

Cette deuxième explication est-elle plus exacte que la première ? Pour s'en rendre compte, deux points doivent être discutés et éclaircis.

Il faut démontrer : 1° Que les excès de boisson longtemps continués, ou autrement dit que l'alcoolisme, altèrent gravement les fonctions nutritives de l'organisme, et par suite entraînent un affaiblissement de cet organisme, d'autant plus profond que ces excès sont plus anciens.

2° Que l'organisme ainsi débilité, se trouve précisément dans les conditions où la tuberculose prend ordinairement naissance.

Pour résoudre le premier problème, nous devons nous reporter au chapitre préliminaire que nous avons placé en tête de la deuxième partie de ce travail. Nous trouverons là tous les éléments qui nous sont nécessaires pour donner à cette question une solution aussi complète que possible.

C'est dans ce chapitre, en effet, que nous avons étudié les transformations que subit l'alcool dans l'économie. Or, comme conclusion de notre étude, nous avons admis avec la plupart des physiologistes, que l'alcool absorbé à dose faible, est, pour la plus grande partie, brûlé dans l'organisme, d'où il est éliminé à l'état d'acide carbonique et d'eau ; tandis qu'une quantité très faible est rejetée, sans subir de transformation, par les respirations pulmonaire et cutanée. C'est en se basant sur la combustion presque totale de cette sublance, qu'on a pu dire qu'elle était un aliment d'épargne. Et, en effet, pour cette combustion dont les produits ultimes sont l'acide carbonique et l'eau, il est nécessaire qu'une certaine quantité de l'oxygène de la respiration soit distraite de son rôle habituel. Il se passe dans ce cas une réelle substitution.

Le gaz comburant, en se portant sur l'alcool absorbé, épargne une partie des matières hydrocarbonées du sang, d'où réserve de ces matières hydrocarbonées, et leur accumulation dans le sang et dans les tissus.

Donc, l'alcool, pris à doses faibles et à intervalles assez éloignés, loin de troubler la nutrition, lui est au contraire très utile, puisqu'il joue le rôle d'un aliment.

Bien plus, comme le démontre M. Dujardin-Beaumetz (1) dans sa clinique thérapeutique, dans le cas d'état fébrile, il agit encore comme tonique et comme antithermique.

Aussi, en raison de ses précieuses propriétés, son usage se généralise de plus en plus, dans les maladies fébriles de longue durée et à tendance adynamique.

Mais, dans les cas qui nous occupent, ce n'est pas précisément par quantité minime, et à intervalles éloignés, que l'alcool est introduit dans l'économie. C'est au contraire tous les jours, et à tout instant de la journée, que l'alcoolisé s'adonne à sa funeste passion. En outre, ce ne sont pas des alcools dilués, à l'état de vin ou de bière, qu'il absorbe de préférence, mais plutôt des eaux-de-vie, de l'absinthe, ou toute liqueur ayant un degré alcoolique élevé.

Dans ces conditions, les effets produits sur l'organisme sont-ils identiques à ceux que nous avons signalés précédemment? Non certainement.

Pour nous en convaincre, il nous suffira de nous reporter au deuxième paragraphe du chapitre préliminaire ayant trait à l'alcool et à l'alcoolisme. Dans cette étude, nous avons pris successivement chacun des appareils de l'organisme, et nous avons donné la description des lésions produites dans chacun d'eux par l'abus des liqueurs fortes. Ces lésions étant bien connues, nous pouvons immédiatement aborder la question des

---

(1) DUJARDIN-BEAUMETZ. — *Clinique thérapeutique*, t. II, p. 375.

troubles de la nutrition qui existent chez les alcoolisés et en donner un tableau d'ensemble.

En raison de la quantité considérable de substance alcoolique qui est soumise à la distillation stomacale, une portion relativement minime subit l'oxydation et se transforme en acide carbonique et en eau. La plus grande partie séjourne pendant un certain temps dans l'organisme, et est ensuite éliminée à l'état d'alcool par l'appareil de la respiration et par les glandes sudoripares.

Mais ce n'est pas impunément que cet alcool passe et même séjourne dans les différents viscères de l'économie. Après un temps plus ou moins long suivant les sujets, il en résulte une irritation profonde des tissus et des éléments qui les forment, irritation qui, chez le plus grand nombre, se traduit par une prolifération exagérée du tissu cellulaire, qui est désignée sous le nom de sclérose.

Cet état pathologique se produit de préférence chez les buveurs de liquides ayant un degré alcoolique élevé.

Chez d'autres, au contraire, habituellement chez les grand consommateurs de vin ou de bière, les organes subissent une altération tout à fait différente.

Par suite de la combustion habituelle d'alcool, les matières hydrocarbonées contenues dans le sang, y restent en réserve et sont emmagasinées dans l'économie, d'où accumulation considérable de graisse dans l'organisme, et infiltration graisseuse des différents viscères. Mais ordinairement, cet état n'est que transitoire. Après un temps ou plus moins long, les excès alcooliques étant continués, altèrent de plus en plus les fonctions nutritives. La graisse disparait peu à peu et la dégénérescence adipeuse est remplacée par la sclérose des organes.

Puisque nous en sommes arrivés à cette question de la formation du tissu adipeux chez certains alcoolisés, c'est ici, pensons-nous, que nous devons rapporter une théorie spéciale, que notre vénéré maître, M. Parisot, a exposée plusieurs fois dans ses leçons cliniques.

Cette explication du mode d'action de l'alcoolisme dans la production de la tuberculose pulmonaire est basée sur le rôle physiologique de l'alcool dans l'économie, rôle que nous avons analysé plus haut avec beaucoup de détails. La combustion de cette substance dans l'organisme étant admise, il en résulte par le mécanisme que nous avons expliqué précédemment, une accumulation de graisse dans tous les tissus de l'économie. Ainsi les cellules du foie se remplissent de globules graisseux, et cet état pathologique est désigné sous le nom de stéatose du foie ; dans l'abdomen, le mésentère et surtout l'épiploon sont envahis par le tissu adipeux. Les reins ne font pas non plus exception à la règle, et la dégénérescence graisseuse est, chez les alcoolisés, la lésion prédominante.

Dans l'appareil circulatoire, la graisse fait également son apparition ; le cœur paraît augmenté de volume. Mais en réalité cette hypertrophie n'est pas due au développement anormal des fibres musculaires, mais uniquement au tissu adipeux qui s'infiltre entre ces fibres, et qui se dépose à la surface externe de la paroi ventriculaire.

Dans cette déviation générale de la nutrition, il est inadmissible de prétendre que l'appareil de la respiration fasse seul exception et reste parfaitement indemne. Il est soumis aux mêmes lois que les autres organes et doit subir une altération analogue.

Or, chez lui, cette dégénérescence se manifeste par l'apparition de tubercules ; car tout le monde admet que le tubercule est formé d'éléments qui, par eux-mêmes, n'ont aucune tendance à une organisation supérieure, et qui, au contraire, sont destinés à subir la régression, puis la nécrose.

Cette théorie, qui explique l'apparition des tubercules pulmonaires chez les sujets adonnés aux boissons alcooliques, est certainement très admissible dans les cas où l'influence des habitudes siléniques sur la nutrition, se traduit par la production exagérée de tissu adipeux. Mais en réalité, cet état pathologique n'est pas constant, puisque pour notre part, sur 13 observations où le compte-rendu de l'autopsie est donné, nous avons rencontré la stéatose du foie huit fois seulement, et cinq fois la cirrhose.

Puisque nous en avons fini avec la discussion de cette théorie, revenons à notre sujet.

Les lésions anatomiques produites par l'abus des liqueurs alcooliques, dans les différents appareils de l'organisme, étant connues, nous avons à passer en revue les troubles fonctionnels qui sont la conséquence directe de ces lésions, et à examiner l'état de la nutrition chez les alcoolisés.

Le tube digestif tout entier est le siège d'une inflammation chronique, et parfois même de lésions plus graves, telles que l'ulcère rond. Aussi l'ivrogne nous présente ordinairement tous les symptômes fonctionnels caractéristiques de la dyspepsie : il perd l'appétit et digère mal le peu qu'il mange. Il essaie alors de stimuler son estomac languissant, par ce même excitant dont il s'est fait une déplorable habitude. Le mal va donc en s'aggravant ; bientôt surviennent les vomissements pituiteux le matin, la dilatation de l'estomac avec ses conséquences : digestions lentes, flatulences, gonflement au creux épigastrique. Et le malheureux tourne dans un cercle vicieux qui consiste à réveiller l'appétit par l'excitant habituel, l'alcool, alors que l'estomac aurait plutôt besoin de liquides émollients, et d'une hygiène bien entendue.

Cette seule dyspepsie suffirait déjà à entraîner une mauvaise nutrition et un mauvais état général. Mais ce n'est pas tout : les glandes annexes du tube digestif, dont les sécrétions sont indispensables aux transformations des aliments, sont aussi profondément modifiées dans leur structure. Que le foie subisse la dégénérescence adipeuse, ou qu'il devienne le siège d'une cirrhose, toujours ses éléments actifs, les cellules hépatiques disparaissent. Il en résulte que la bile se trouve profondément altérée dans sa composition, et bientôt diminue de quantité ; il en est de même pour le liquide pancréatique. La chylification ne s'accomplit donc plus régulièrement, et l'assimilation devient presque nulle.

Mais les autres appareils ne sont pas non plus épargnés. L'hématose est entravée, puisque le poumon qui préside à cette grande fonction présente un état d'inflammation soit aigu soit chronique.

Le système circulatoire lui-même est en souffrance, puisque l'organe central subit la dégénérescence graisseuse, que la progression du sang est entravée par l'altération de la tunique interne des artères, et que le plexus nerveux, qui règle les battements du cœur, est également modifié.

Il est encore une autre lésion pour ainsi dire dynamique qui résulte de l'action de l'alcool sur le système nerveux. Il est incontestable que l'ingestion de l'alcool provoque une excitation de l'encéphale se traduisant par de la gaieté chez les uns, par de la tristesse chez les autres : c'est l'ivresse avec toutes ses variétés.

Eh bien, l'individu qui s'enivre de telle sorte, use son cerveau, sa moelle, ses nerfs, son grand sympathique ; et voilà qu'alors il use les organes de la nutrition générale, comme il usait tout à l'heure ceux de la nutrition spéciale.

En résumé, voilà donc un homme dont la digestion est mal faite par son estomac malade, dont l'assimilation est compromise par suite de l'altération du foie et du pancréas ; dont la nutrition générale est entravée par l'usure du système nerveux de la vie organique, dont le sang circule mal en raison du délabrement du système circulatoire ; dont l'hématose est troublée par suite des lésions inflammatoires qui occupent l'appareil de la respiration.

Qu'en résultera-t-il? Il s'en suivra nécessairement un trouble profond dans la fonction supérieure de l'animalité, dans l'hématopoïèse. Faire et défaire du sang, tel est en effet le but inconscient de notre vie physique. C'est à fabriquer, perfectionner et utiliser des hématies, que concourent l'appareil digestif qui chymifie, chylifie, absorbe et assimile ; l'appareil respiratoire qui oxyde les globules (hématose) ; l'appareil circulatoire qui d'une part, apporte à tous les organes les éléments de la nutrition, et d'autre part, apporte aux poumons des hématies à réparer ;

les organes hématopoïétiques, la rate et le foie, qui utilisent directement les déchets provenant des globules anciens, et fabriquent de nouveaux globules; et enfin l'appareil nerveux qui préside à l'organisation et à l'harmonie des différents systèmes.

Or, tous ces appareils étant profondément altérés dans leur structure intime par la substance alcoolique, il s'en suit que l'hématopoïèse, qui est pour ainsi dire la résultante des fonctions de ces différents appareils, est aussi bien entravée. Il en résulte un appauvrissement du sang très considérable chez les alcoolisés.

Ces conclusions, que nous venons de déduire théoriquement, ont d'ailleurs été vérifiées expérimentalement par l'examen du sang d'individus soumis depuis fort longtemps à l'influence pernicieuse de l'alcool.

Nous avons déjà indiqué plus haut ces altérations, dans la deuxième partie du chapitre préliminaire ayant trait à l'alcool et à l'alcoolisme. Nous allons toutefois les rappeler brièvement : la principale consiste dans la présence de granulations graisseuses donnant au sérum l'aspect laiteux; la diminution des globules rouges, leur déformation, le passage d'une certaine quantité de matière colorante dans le sérum; l'augmentation des globules blancs; la diminution de la quantité de fibrine et de la masse totale du sang.

Nous avons donc bien, chez l'alcoolisé, la nutrition retardante; outre l'inanitiation digestive de Peter, suffisante à elle seule pour produire la tuberculose, nous avons encore l'état que cet auteur désigne sous le nom d'inanitiation respiratoire avec toutes ses conséquences.

L'organisme débilité par les excès alcooliques, se trouve dans les conditions où la tuberculose prend naissance.

Pour résoudre ce second problème, il nous suffira de passer en revue les principales conditions étiologiques, dans lesquelles la diathèse tuberculeuse est produite, de les analyser, de les soumettre à un examen attentif, afin de déterminer les causes réelles de l'éclosion des tubercules. Si, parmi elles, nous rencontrons l'affaiblissement de l'économie, nous serons en droit d'affirmer que la théorie de la débilitation est exacte. Car, comme le dit M. Peter, le tubercule est un, les causes seules sont multiples, en d'autres termes il n'y a pas de tubercule alcoolique pas plus qu'il n'y en a de goutteux, de syphilitique, de scrofuleux, bien que la syphilis, la scrofule puissent conduire à la tuberculisation ; il n'y a qu'un seul tubercule, le tubercule tuberculeux ». Par conséquent, l'alcoolisme, pour donner naissance à la phtisie pulmonaire, agit de la même façon que toutes les autres causes de cette affection.

Or, si nous parcourons le chapitre qui a rapport à l'étiologie de la tuberculose, nous rencontrons presque partout, la division en : tuberculose héréditaire, tuberculose innée et tuberculose acquise. Quoique cette classification ait été critiquée par bien des auteurs, cependant, pour la clarté de l'exposition, nous la conserverons. Nous passerons très rapidement sur les deux premières classes, car la tuberculose alcoolique étant acquise, elles ont par conséquent peu de rapports avec cette dernière.

Tuberculose héréditaire. — On emploie ordinairement l'expression de tuberculose héréditaire, mais ce terme est inexact. Car si autrefois on admettait que l'enfant né de parents tuberculeux, apportait en naissant le germe de l'affection granuleuse, aujourd'hui on a reconnu l'erreur et on enseigne que l'enfant n'hérite nullement de la maladie des parents, mais seulement de la *faiblesse de constitution* qui le prédispose à cette diathèse. Si par des soins hygiéniques bien entendus, on arrive à modifier cet état constitutionnel et à le fortifier, le sujet échappe à la tuberculose ; sinon, à un âge plus ou moins avancé, survient cette affection avec son cortège de symptômes.

Tuberculose innée. — Assez souvent il arrive que des parents ne présentant aucun symptôme de tuberculose, mais d'une constitution débilitée par une cause quelconque, donnent naissance à des enfants qui, dans un avenir plus ou moins éloigné, deviennent tuberculeux. On dit alors que chez eux la tuberculose est innée. Mais, dans ce cas comme dans le précédent, ce n'est pas la tuberculose qui est innée ; mais seulement une constitution débile qui a été transmise par les parents, et c'est cette *faiblesse de constitution* qui est une cause puissante de prédisposition à la diathèse tuberculeuse.

Tuberculoses acquises. — Dans les cas de tuberculoses acquises, cette influence de la débilitation de l'organisme sur la production de la granulation tuberculeuse, est encore bien plus nette.

Au point de vue étiologique, nous pouvons les classer en trois groupes distincts : 1° Tuberculoses par internement. 2° Tuberculoses par passions tristes. 3° Tuberculoses consécutives à un état pathologique : dans ce groupe rentre la phtisie produite par les excès alcooliques.

a) Chez les tuberculeux par internement, plusieurs conditions sont réunies pour engendrer la diathèse.

En premier lieu, nous devons citer la respiration d'un air confiné, d'un air ruminé, suivant l'expression de M. Peter.

En second lieu, nous devons signaler la diminution de la quantité d'air respiré par la personne internée, en raison du peu d'amplitude des mouvements respiratoires, par suite du repos. Ces conditions, inspiration d'un air vicié, et diminution de la quantité d'air respiré, donnent naissance à l'état spécial que M. Peter désigne sous le nom d'inanitiation respiratoire.

Mais dans l'internement, interviennent encore d'autres influences assez importantes ; car, par suite du repos forcé auquel sont soumis les sujets internés, toutes les fonctions de la vie organique et surtout les fonctions digestives, éprouvent un ralentissement notable ; d'où affaiblissement général du sujet.

b) La tuberculose pulmonaire peut survenir à la suite de grands chagrins, de revers de fortune, en un mot d'affections morales profondes et de longue durée. Ici encore, les centres nerveux étant atteints, il en résulte un trouble général dans les fonctions de l'organisme, et par conséquent une diminution de la vie qui bientôt amène à sa suite l'éclosion tuberculeuse.

c) Enfin, dans bien des cas, la tuberculose est consécutive à certains états pathologiques, tels que le diabète, la syphilis, la scrofule, les maladies du tube digestif. Et, comme dans les cas précédents, ces maladies n'agissent qu'en épuisant l'organisme.

Pour en donner une démonstration frappante, nous allons parler seulement de l'influence des maladies du tube digestif sur l'éclosion tuberculeuse ; nous laisserons les autres de côté, car nous sommes obligés de nous limiter.

Influence des maladies du tube digestif sur l'éclosion tuberculeuse. — Un médecin anglais très connu, Bennett (1), d'Edimbourg, a fait ressortir dans un traité devenu classique, la part qui revient aux troubles des fonctions digestives dans l'étiologie de la tuberculose.

« Lorsque, dit-il, on observe attentivement les circonstances étiologiques, au sein desquelles la phtisie pulmonaire prend le plus souvent naissance, on demeure convaincu que c'est à un trouble des fonctions digestives, une assimilation incomplète des aliments, qu'il faut presque toujours attribuer le développement de cette maladie. »

Voyons d'abord les affections cancéreuses. Le cancer de l'œsophage est assez souvent suivi de tuberculisation. Béhier (2) et Gallard (3) en signalent chacun un cas. Lebert (4) en a observé plusieurs. Cet auteur en a même été vivement impressionné, comme en témoigne le passage significatif suivant. « Un fait, dit-il, nous a extrêmement frappé, c'est la fréquente coïncidence des tubercules pulmonaires avec le cancer de l'œsophage. »

M. Peter (5), dans 4 cas de rétrécissement de l'œsophage cicatriciel ou cancéreux, a constaté chaque fois la présence de tubercules.

La même affection survient fréquemment dans le cas de cancer de l'estomac. M. Peter en a observé deux cas où il y

(1) Bennett (Hughes). — *Pathology and treatment of pulmonary tuberculosis.* Edimburgh, 1853.

(2) Behier. — *Confér. de clinique médicale*, p. 86, 1864.

(3) Gallard. — *Leçons de clinique médicale*, p. 19, 1872.

(4) Lebert. — *Traité des maladies cancéreuses*, p. 445.

(5) Peter. — *Clinique médicale*, t. II, p. 90 et suivantes.

avait début de tuberculisation. Lebert, sur 57 cas de cancer stomacal, a trouvé onze fois des tubercules pulmonaires, et dans cinq de ces cas sur onze, il a positivement noté que les tubercules étaient de date récente.

Mais pourquoi la tuberculisation accompagne-t-elle souvent le cancer du tube digestif ? Pour répondre à cette question, il suffit d'analyser les cas où le carcinome affecte des organes dont la lésion ne porte pas une atteinte directe à la nutrition, celui du sein par exemple. Or, on trouve dans le même livre de Lebert, deux faits seulement de coïncidence de tubercules pulmonaires dans le cas de cancer du sein ; dans le cancer de l'utérus, huit fois sur quarante-cinq cas.

Ces chiffres démontrent que ce n'est pas tant la cachexie cancéreuse, puisque la tuberculose survient également dans les rétrécissements cicatriciels, que les troubles apportés à la nutrition par la gêne produite par la tumeur dans les fonctions de l'appareil digestif, qui donnent naissance à la diathèse tuberculeuse.

Mais le cancer n'est pas la seule maladie de l'estomac qui provoque l'apparition des tubercules. L'ulcère agit de la même façon. Le Dr Orellana (1), dans sa thèse inaugurale, en donne une observation très concluante. Le même auteur en rapporte encore deux autres, mais non suivies d'autopsie.

Enfin, Jacks de Pragues, cité par M. Peter (2), donne sur cette coïncidence de l'ulcère et de la tuberculose, une statistique très intéressante :

Sur 20 ulcères de l'estomac, 7 tuberculoses : 1/3.

Sur 78 cicatrices rayonnées, 26 tuberculoses : 1/3.

Jusqu'ici, il s'est agi de lésions matérielles graves de l'œsophage ou de l'estomac, mais un simple trouble fonctionnel, une névrose de l'estomac, mais une névrose persistante, allant jusqu'à l'inanition volontaire, peut aussi entraîner la tuberculisation.

(1) Orellana. — Thèse Paris, 1880.
(2) Peter. — *Loc. cit.*

Sous le nom d'*anorexie hystérique*, M. Lasègue (1) a décrit une forme très intéressante de l'hystérie et très peu connue. Parce qu'elle souffre de l'estomac alors qu'elle a mangé, la malade arrive graduellement et volontairement, pour éviter la douleur, à ne plus s'alimenter. A la fin, la tolérance de l'économie, si merveilleuse qu'elle puisse être chez les hystériques, s'épuise, et la maladie entre dans une nouvelle phase. L'amaigrissement fait des progrès rapides, et avec lui s'augmente la faiblesse générale.

Dans ces conditions, la névrose peut devenir la cause occasionnelle, indirecte de maladies à terminaison fatale, et, au premier chef, de la tuberculisation pulmonaire.

Tout le monde sait le rôle que Beau (2) faisait jouer à la « Dyspepsie » dans le développement de la tuberculose pulmonaire, et, s'il est vrai qu'il allait trop loin dans cette voie, en regardant cette affection comme étant presque toujours engendrée par l'anémie consécutive à la dyspepsie, il n'en est pas moins vrai que souvent les tubercules pulmonaires ne reconnaissent pas d'autre cause. Des hommes éminents, Beaumès (3), Bennett (4) partagent les mêmes idées.

Ainsi Bennett, parlant d'une jeune fille irlandaise dyspeptique qu'une nourriture malsaine et insuffisante avait fini par rendre tuberculeuse, et qu'il avait vue à Royal Infirmary, avec tous les signes d'une phtisie avancée, s'exprime ainsi : « Il n'est pas nécessaire de multiplier les cas de cette description : plus ils sont examinés, plus je suis convaincu qu'ils ne sont pas sous des influences héréditaires, quoique celles-ci puissent coopérer ; mais presque invariablement, dans de telles circonstances, la phtisie est le résultat d'une nutrition appauvrie par la mauvaise qualité ou une quantité insuffisante des aliments ».

Quelles conclusions devons-nous tirer de tous ces faits ?

---

(1) Lasègue. — *De l'anorexie hystérique*, *Archives de médecine*, 1873.
(2) Beau. — *Traité de la dyspepsie*, 1866.
(3) Beaumès. — *Traité de la phtisie pulmonaire*, 1805.
(4) Bennett. — *Loc. cit.*

C'est que les lésions de nutrition jouent un très grand rôle dans la production de la tuberculose pulmonaire.

En effet, les lésions les plus insignifiantes de l'appareil qui préside essentiellement à la nutrition, de l'appareil digestif, sont suffisantes pour provoquer l'éclosion tuberculeuse ; telles sont non-seulement le cancer et l'ulcère de l'estomac qui sont, il est vrai, des lésions profondes, mais encore l'anorexie hystérique et une simple dyspepsie.

M. Peter (1) a fort bien exposé cette relation entre les troubles de nutrition, et l'apparition de la phtisie, dans sa réponse à la question : Comment fait-on du tubercule ? « On ne devient pas malade, dit-il, parce qu'on est tuberculeux ; on devient tuberculeux parce qu'on est malade. Le tubercule est l'expression d'une déchéance de l'être, et cette déchéance survient par le fait de troubles de la nutrition, c'est-à-dire, que toutes les fois que la nutrition est viciée, la tuberculisation est possible. »

Et, après avoir démontré que la nutrition, pour se faire régulièrement, a besoin de matériaux qui sont les aliments et l'air aidés des agents physiques qui nous entourent, il conclut : Que la déviation de la nutrition et la tuberculisation consécutive peuvent survenir par alimentation insuffisante ou inanitiation, et que cette inanitiation peut se faire soit par les voies digestives, soit par les voies respiratoires.

M. Bouchard exprime à peu près les mêmes idées dans sa définition de la tuberculose : « Ces réfractaires d'hier, ces tuberculeux de demain, ce sont tous les déchus, tous ceux dont la lutte pour la santé excède les forces, tous ceux qui sont en état de misère organique ; ce sont tous ceux qui n sont plus ni assez forts, ni assez riches pour veiller à la sûreté de leur personne. Ce sont ceux dont la vie est faite de privations, ceux qui vivent dans un air confiné, autant parce que cet air ne fournit pas suffisamment à l'hématose, que parce qu'il prive l'organisme de l'action stimulante de la radiation solaire. Ce sont

(1) Peter. — *Clinique méd.*, t. II, p. 14.

ceux pour lesquels la vie n'est qu'un long tissu d'ennuis, d'inquiétudes, d'ambitions déçues, de tristesses et de tourments.

Ces causes ne sont en somme que celles qui forment la *nutrition retardante*, puisqu'elles aboutissent à une élaboration alimentaire qui s'effectue en retard sur l'élaboration normale et physiologique. »

Nous connaissons donc les conditions dans lesquelles prend naissance la tuberculose pulmonaire. Qu'elle soit héréditaire, innée ou acquise, toujours elle survient dans un organisme affaibli', débilité ; et c'est précisément cette débilitation qui est la cause directe de l'éclosion tuberculeuse. Qu'il s'agisse de l'inanitiation digestive et respiratoire de M. Peter, ou de la nutrition retardante de M. Bouchard, en réalité, malgré la différence des expressions, l'accord existe sur cette question.

Conclusions. — Nous avons actuellement toutes les données qui nous sont nécessaires pour pouvoir nous prononcer sur la valeur et sur l'exactitude de la théorie de la débilitation. Répond-elle à la réalité des faits? Oui, certainement ; dans la phtisie des ivrognes, comme dans les formes ordinaires de cette affection, c'est la débilitation de l'organisme qui est la cause directe de l'éclosion des tubercules.

Car chez les buveurs nous avons au plus haut point ce que M. Bouchard appelle la nutrition retardante, et les états pathologiques désignés par M. Peter sous les noms d'inanitiation digestive et d'inanitiation respiratoire.

Puisque, dans certains cas, comme nous l'avons vu plus haut, les troubles fonctionnels de la dyspepsie sont suffisants pour faire d'un organisme né résistant, un terrain favorable à l'éclosion tuberculeuse, à plus forte raison, chez les alcoolisés, ces troubles gastriques existant à un très haut degré, devront donner naissance à la diathèse tuberculeuse, d'autant plus qu'ils sont pour ainsi dire secondés dans leur tâche, par les lésions existant dans tous les autres appareils.

Quant à l'inflammation du parenchyme pulmonaire, encore une fois, elle n'est qu'une cause secondaire ; le terrain étant suffisamment préparé, et le tempérament affaibli par les excès, c'est elle qui en appelant sur l'appareil respiratoire un afflux sanguin anormal, fait que la tuberculose se localise au poumon.

CONCLUSIONS

1° L'alcoolisme est une des causes déterminantes de la tuberculose pulmonaire.

2° Cette tuberculose alcoolique se distingue par plusieurs caractères de la forme ordinaire de cette affection.

a) Par l'âge des malades ; en effet la plupart commencent à se tuberculiser entre 30 et 50 ans ; quelques-uns après 50 ans, et très peu avant 30 ans.

b) Par la marche ; l'évolution est plus rapide que dans la phtisie ordinaire ; la durée peut être fixée à un an environ pour la moitié des cas, et à 4 mois pour l'autre moitié.

Quant à la symptomatologie, à part les manifestations de l'alcoolisme, elle est à peu près la même dans les deux cas.

Les lésions anatomiques sont également celles de la phtisie pulmonaire chronique ; granulations tuberculeuses aux trois périodes ; cependant dans les cas à marche excessivement rapide, il peut y avoir absence de cavernes.

Deux théories ont été émises relativement à la pathogénie, celle de la débilitation, et celle de l'inflammation.

Pour nous, c'est la débilitation de l'organisme produite par les excès, qui est la cause déterminante de la tuberculose.

Quant à l'inflammation pulmonaire, elle n'agit que comme cause occasionnelle, en provoquant la localisation de l'affection sur le parenchyme pulmonaire.

BIBLIOGRAPHIE

Albertoni et **Lussana.** — *Lo Sperimentale*, nos 10 et 11, 1874.

Alison et **Scott.** — *On pulmonary Consumption*, London, 1860.

Andral. — *Clinique médicale*, 3e édit., t. IV, 1834.

Anstié. — *Final expériments of elimination alcool.* (The Practitioner, 1874.)

Baudot. — De l'alcool, de sa destruction dans l'organisme in *Union médicale*, 2e série, t. XX, 1863.

Baumès. — *Précis historique et pratique sur les diathèses*, 1852.

Beau. — *Traité de la dyspepsie*, 1866.

Becquerel. — *Traité élémentaire d'hygiène*, 1851. — *Arch. de médecine*, 1840, 3e série, t. 8, p. 56.

Bell. — *Améric-Journal of the médic. Science*, 2e série, t. 38, p. 407, 1859.

Bennett. — *Pathology and Treatment of pulmonary Tuberculosis*, Edimburg, 1859.

Behier. — *Conf. de clinique médicale*, p. 86. 1864.

Binz. — *Vorlesungen uber Pharmakologie*, 2e fascicule, Berlin, 1885. (A Hirschwald.)

Boerhaave. — *Institut médical*, 1721.

Bouchard. — *Revue de médecine*, 1881, p. 57.

Bouchardat et **Sandras.** — *Annales de chimie et de physiologie*, Paris, 1847, p. 448.

Broussais. — *Histoire des phlegmasies chroniques*, 1838.

Budd. — *Traité des maladies du foie*, 3e édit., p. 180.

Cruveilhier. — *Traité d'anatomie pathologique générale.*

Damaschino. — *Etiologie de la tuberculose*, Th. abrégat., 1872.

Dawis. — *Transact. of. Améric. médic. associat.*, vol. XII, p. 565.

Debove. — Leçons sur la tuberculose pulmonaire recueillies par Faisans. *Progrès médical*, 1883.

Duménil et **Pouchet.** — *Gazette hebdomadaire de médecine*, 1862, p. 23.

Dupré. — *Procedings of Royal Society*, no 133, p. 268, 1872.

Fabre. — De l'alcoolisme pulmonaire, *Gaz. des hôpitaux*, 1868, p. 493.

Frerichs. — *Klinick. der Leber Krankheist*, vol. 2. 1858.

Gallard. — *Leçons de clinique médicale*, 1872.

Garaudeaux. — Thèse de Paris, 1878.

Grisolle. — *Traité de pathologie interne*, 1844. — *Traité de la pneumonie*, 2e édit., 1844.

Hanot. — *Rapports de l'inflammat. et de la tuberculose*, Th. agrégat., 1883.

Hérard et **Cornil.** — *De la phtisie pulmonaire*, 1867.

Hugo-Schulinus. — *Untersuchungen über die Vertheil, des Weinges. in thierisch. organism.* (Archiv. der Heilkunde, t. II, p. 97, 1866.)

Jaccoud. — *Traité de pathol. interne*, t. III, 7e édit., 1883.

— *Leçons de clinique médic. faites à Lariboissière*, 1872.

Jaillet. — Thèse de Paris, 1884.

Kempf. — *Wiener medicinische Zeitung*, 26 janvier 1864.

Kilncke. — *Untersuchungen über, etc.*, Braunschweig, 1848.

Kranz. — De la phtisie chez les buveurs, *Gaz. des hôpitaux*, 1862.

Laborderie-Boulou. — *De la pneumonie consécutive à l'intoxication alcoolique*, Paris, 1859.

Laënnec. — *Traité de l'auscultation médiate*, p. 369, 1834.

Lallemand, Perrin et **Duroy.** — *Du rôle de l'alcool et des anesthésiques dans l'organisme.* Recherches expérimentales, Paris, 1860.

Lancereaux. — Article alcoolisme, Dictionnaire encyclopédique. p. 615. — *Traité d'anatomie pathologique*, Paris.

Lasègue. — De l'anorexie hystérique (*Archiv. de médecine*, avril 1873).

Launay. — *Union médicale*, 1862, 2e série, t. XIV, p. 337.

Lebert. — *Traité des maladies scrofuleuses et cancéreuses*, Paris, 1849.

Leudet. — *Gazette méd. de Lyon*, 1864, n° 19, p. 452. — *Des ulcères de l'estomac à la suite de l'abus des alcooliques*, Rouen, 1863.

Lévy (Michel). — *Traité d'hygiène publique et privée*, 1845, p. 183.

Liébig. — *Chimie organique appliquée à la physiologie et à la pathologie*, Traduct. de Gerhardt, 1852.

Lieutaud. — *Précis de médecine pratique*, 1761.

Longeaud. — Thèse de Paris, 1877.

Louis. — *Recherches sur la phtisie pulmonaire*, 2e édit., 1843.

Mac-Cormac. — *On the nature, treatment and prevention of pulmonary consumption*, 1856.

Magendie. — *Précis élémentaire de physiologie*, 4e édit., t. II, p. 187.

Magnus-Huss. — *Alcoolismus chronicus*, Stockolm, 1852.

Marty. — Thèse Paris, 1873.

Niemeyer. — *Leçons cliniques sur la phtisie pulmonaire*, Traduction Cullmann, 1867.

Orellana. — Thèse Paris, 1880.

Paravoine. — *Propositions sur les tubercules*, 1830.

Pellerin. — Thèse Paris, 1878.

Peter. — *Clinique médicale*, t. II, 1870.

Peters. — *New-York Journal of new science*, vol. III, n° 7.

Reinhardt. — *Ubereinstimmung der Tuberkelblagerung* (*Annal der Charite*, Berlin, 1850).

Roger. — *Dict. encyclopédique des sc. médic.* (Article Broncho-pneumonie, p. 54).

Royer-Collard. — Thèse de concours, 1839.

Schüller (Max.). — *Centralblatt*, 1881.
Tripier. — De l'eau-de-vie dans la phtisie, *Bullet. de Thérapeutique*, t. 67, p. 27,
Trousseau. — *Clinique médicale*, t. II, p. 387, 1868.
Valleix. — *Guide du médecin praticien*, 1845.
Stockes. — *A treatises on the Diseases of the Chest* (Dublin, 1837).
Williams. — *On the nature and treatment of pulmonary consumption* (*The Lancet*, 1868, t. II).

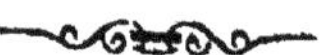

Table des Matières.

www.ingramcontent.com/pod-product-compliance
Ingram Content Group UK Ltd.
Pitfield, Milton Keynes, MK11 3LW, UK
UKHW021040230726
13926UKWH00004B/1579

9 782016 131732